U0293765

全科医师慢性病用药手册

QUANKE YISHI MANXINGBING YONGYAO SHOUCE

主　审　周英杰

主　编　于金玲　赵玲娟　冯其金

副主编　樊晓斌　张朋朋　陈银海　窄秀凤

　　　　杨　薇　董新明　程颜苓　张　磊

　　　　刘艳春　张宝珍

编　者　（以姓氏笔画为序）

　　　　王奎玲　田雪飞　朱文晓　张海鹏

　　　　郝文连　姚小双　徐　红　徐　姗

　　　　徐和福　景　晔　储雪雁　魏亚伟

河南科学技术出版社

·郑州·

内容提要

　　本书针对全科医师的临床工作实际，对高血压、冠状动脉粥样硬化性心脏病、糖尿病、恶性肿瘤、慢性阻塞性肺疾病、消化性溃疡等近60种常见慢性病的治疗指南、预防策略、护理与康复、用药监护、健康教育等进行详细的介绍。本书强调实用性，内容简明扼要，方便查找，是全科医师、基层医师的常备用书，也适合大中型医院的实习医师、住院医师、主治医师等参考使用。

图书在版编目（CIP）数据

　　全科医师慢性病用药手册/于金玲，赵玲娟，冯其金主编.
－郑州：河南科学技术出版社，2023.4
　　ISBN 978-7-5725-1147-9

　　Ⅰ.①全… Ⅱ.①于… ②赵… ③冯… Ⅲ.①慢性病－用药法－手册 Ⅳ.①R452-62

　　中国国家版本馆CIP数据核字（2023）第044500号

出版发行：河南科学技术出版社
　　　　　　北京名医世纪文化传媒有限公司
　　　　　　地址：北京市丰台区万丰路316号万开基地B座115室　邮编：100161
　　　　　　电话：010-63863186　　010-63863168
策划编辑：曲秋莲
文字编辑：郭春喜
责任审读：周晓洲
责任校对：龚利霞
封面设计：吴朝洪
版式设计：崔刚工作室
责任印制：程晋荣
印　　刷：河南省环发印务有限公司
经　　销：全国新华书店、医学书店、网店
开　　本：850 mm×1168 mm　1/32　　**印张：**10.5　　**字数：**215千字
版　　次：2023年4月第1版　　　　2023年4月第1次印刷
定　　价：58.00元

序

樊晓斌院长和于金玲主任寄来了《全科医师慢性病用药手册》书稿，请我审阅，阅后很受启发，我赞赏他们的深入研究和探索精神，也很赞同他们对老年人健康的高度关注。手册对目前常见的近 60 种慢性病的治疗指南、预防策略、护理与康复、用药监护、健康教育等进行详细的介绍，对医院和康复疗养机构的医师合理用药具有实际指导作用。

人口老龄化是世界性趋势，是社会文明进步和经济发展的必然结果。我国是世界上老年人口最多的国家，60 岁以上老年人口达到 2.5 亿人，占总人口的 18％，这其中 70％的老年人患有慢性疾病。如何应对老龄化社会的到来，关注老年人疾病的预防、治疗、康复和照护，是全社会必须面对且应该积极做好的一件大事。健康是人类永恒的追求，也是人类幸福生活的基石。

党的十八大以来，党和政府把人民健康作为全面建设小康社会的重要内涵，提出了"健康中国"的伟大战略。国家制定的《健康中国 2030 规划纲要》，围绕慢性疾病的防治，推出了健康工程 15 项任务和 124 项具体工作，全国正在有序落实推进之中。本书的出版正逢其时。该书系统、全面地讲述了老年人常见慢性疾病的合理用药，是一部很好的工具书。

该书不仅体现了对老年人的关心关怀,而且对医疗疗养机构具有较强的指导、指南作用。

感谢作者辛勤的付出,本书的出版必将有助于增强老年人自身的保健意识,为健康中国战略贡献一分力量!

总后勤部卫生部原部长

中国医师协会原会长

国家健康中国行动推进委员会专家

张雁灵

前 言

我们根据多年康复疗养和医疗保健经验,编写了《全科医师慢性病用药手册》一书。全书分九章,分别对心血管系统疾病、消化系统疾病、呼吸系统疾病、神经系统疾病、内分泌代谢疾病、泌尿系统疾病、血液系统疾病、女性生殖系统疾病、皮肤病的治疗指南、预防策略、护理与康复、用药监护、健康教育等内容进行详细的介绍。

本书内容丰富、科学实用、言简意赅,对每种疾病的介绍,力争做到临床表现简明、治疗指南先进、药物治疗精准、预防策略全面、护理要点细微、康复措施快捷。本书是全科医师、基层医师的常备用书,也适合大中型医院的实习医师、住院医师、主治医师等参考使用。

本书承蒙张雁灵部长作序,周英杰主任撰写并主审,谨致衷心谢忱。同时,向所有关心和支持过本书编写工作的同仁表示诚挚感谢。

本书涉及临床各科、药学、保健等,由于编者水平有限,虽经多次修改,书中可能仍有错误和遗漏之处,恳请广大读者不吝指教。

于金玲

目 录

第 1 章　心血管系统疾病

第一节　高 血 压

世界卫生组织提出:正常血压标准为成人的收缩压≤140 毫米汞柱,舒张压≤90 毫米汞柱。如果成人收缩压≥160 毫米汞柱,舒张压≥95 毫米汞柱,称为高血压;收缩压在141～159 毫米汞柱范围,舒张压在 90～94 毫米汞柱范围,称为临界高血压。

高血压分为原发性高血压(高血压病)和继发性高血压,通常说的高血压多指原发性高血压,即病因不明的一类高血压,约占高血压患者的 95％,高血压是最常见的心血管病,属于现代文明病。常引发严重的心、脑、肾等器官的并发症,是导致死亡和残疾的主要病因,因此早期预防可以降低发病率。

一、治疗指南

1. 治疗原则

(1)高血压的治疗绝不是以降低血压为主要目标,应必须考虑对心、脑、肾及血管的保护。要降低外周血管阻力,提高心排血量,保证心脑血液供给,保护肾功能,严防低血压等晕倒反应。

（2）高血压治疗要注重个体化,因人而异;要缓慢降压,严密观察疗效及不良反应,重视保护心、脑、肾;重视提高生活质量;强调非药物治疗;提倡联合用药;力求应用最小剂量,达到最大化疗效,预防或减少不良反应。高血压患者血压应降至 140/90 毫米汞柱以下,高血压合并糖尿病或慢性肾病者,血压最好降至 130/80 毫米汞柱以下,老年期高血压收缩压应降至 140～150 毫米汞柱,舒张压应降至 90 毫米汞柱以下,但不应低于 65～70 毫米汞柱。

（3）药物治疗。

（4）非药物治疗包括高血压患者要控制饮食,控制体重,防止肥胖,预防糖尿病,戒烟戒酒,坚持适合自己的体育运动,永保平和心态,开展跳舞、养生功和瑜伽等活动,有利降低血压。

2. 药物治疗方法

（1）利尿药:①呋塞米(速尿)起始量为每次 20～40 毫克,每日 2 次,口服;②氢氯噻嗪(双氢克尿塞)每次 12.5～25 毫克,每日 1 次,口服;③螺内酯(安体舒通)每日 40～80 毫克,分 2～4 次,口服。

（2）β肾上腺素受体阻滞药:①普萘洛尔(心得安)初始剂量 10 毫克,每日 3～4 次,口服;②美托洛尔每次 25～50 毫克,每日 2～3 次,口服。

（3）血管紧张素转化酶抑制药(ACEI):①卡托普利每次 25～50 毫克,每日 3 次,口服;②贝那普利每次 10 毫克,每日 1 次,口服;③依那普利每日 5～10 毫克,分 1～2 次,口服。

（4）钙离子通道阻断药:①维拉帕米每次 40～80 毫

克,每日 3 次,口服;②硝苯地平(心痛定)每次 5～10 毫克,每日 3～4 次,口服;③氨氯地平每次 5～10 毫克,每日 1 次,口服;④非洛地平每次 2.5 毫克,每日 2 次,口服。

(5)血管紧张素Ⅱ受体拮抗药:①氯沙坦每次 50～100 毫克,每日 1 次,口服;②坎地沙坦每次 4～8 毫克,每日 1 次,口服;③缬沙坦每次 80 毫克,每日 1 次,口服;④替米沙坦每次 40～80 毫克,每日 1 次,口服。

二、预防策略

1. 劳逸结合坚持运动　任何人要协调好工作与休息的关系,按时休息,保证睡眠,每天睡眠不应少于 7 小时。不要长时间静坐和卧床休息。要坚持天天有轻至中度体力运动,提倡每天 20～30 分钟的漫步,使肌肉血管舒张,有利于恢复大脑疲劳,可以预防高血压。可以结合年龄、性别、体力等情况,做些慢步走、打太极拳、练养生功等运动,也有利于血压的平稳。

2. 少吃钠盐多吃醋　饮食中的钠盐的摄入量与高血压发病率关系密切。我国成人每日实际摄入钠盐量均在 7～20 克,远远超过生理需要量。研究表明,高血压及糖尿病患者对饮食中的钠盐比其他人群更敏感,每日钠盐摄入量减少 40 毫摩/升,没有不良反应,而 18 个月后抗高血压药物的需要量显著减少,并能预防心肌肥厚、骨质疏松及尿路结石。研究表明,全世界没有任何证据证明每天摄入钠盐少于 5 克有任何不良影响和后果。所以,任何年龄、任何性别、任何时候,每天摄入钠盐 6 克以下是完全必要的健康举措。平均食盐每增加 1 克,使收缩压增加 2 毫米汞柱,舒张压就增加 1.7 毫米汞柱。国外研究表明,高血压患者每天喝 15～30 毫升苹果醋饮料,8 周后血压明显下降。因此,在做菜时尽量用醋调味,少吃或不吃快餐,因为多数快餐钠盐含量高;不吃隔夜菜,因为隔夜菜往往咸上加咸,而隔夜菜里不但有钠盐,而且还含有亚硝酸盐,也是咸的。所以减少钠盐摄入有利于降血压。预防高血压,饮食疗法是一种新型的饮食方式,饮食结构要求低钠、低脂肪、低胆固醇、高纤维、高蛋白、高钙离子、高镁离子和高钾离子。即"三低五高"饮食。

3. 改变饮食结构　任何人要做到饮食有节制,以素食为主,少食多餐,应减少高热能、高脂肪、高胆固醇、高盐饮食。多数老年人合并有脂类代谢紊乱,它是冠心病的独立高危因素。研究表明,单纯以增加蔬菜和水果同时减少脂肪的摄入量,血压下降明显。因此,预防高血压应多吃蔬菜和水果,尤其应多吃含钾盐多的蔬菜,如豆类、西红柿、芥菜、木耳、西瓜等,钾盐可阻止血压升高,有利于控制血压。研究显示,钙摄入不足与血压升高有关,因此老年人增加钙的摄入有降血压作用。低镁也可导致血压升高。因此,老年人应多吃富含钙镁的食物,如牛奶、乳制品、小鱼、大豆制品等都含钙质,而杏仁、腰果及紫菜含镁较高。

4. 戒烟戒酒,适量饮茶　香烟中含有尼古丁,可促进三酰甘油的合成,使血中总胆固醇和低密度脂蛋白增高。香烟只要吸一口,就会造成血压上升,尤其对已患有动脉硬化的患者,吸烟很可能是导致脑梗死、心绞痛、心肌梗死发作的导火索。所以预防高血压必须戒烟,何时戒烟都不迟。

世界卫生组织郑重声明:"少量饮酒有益健康的说法,

无科学根据。乙醇是仅次于烟草的第二杀手"。饮酒过量,就会造成热能摄入过多,血中三酰甘油升高,高密度脂蛋白(好胆固醇)减少。乙醇已被确认是高血压的发病因素,血压与每日饮酒呈正相关。所以,预防高血压必须戒酒,而且何时戒酒都无商量。

高危人群适当饮清淡之茶有益无害,能预防高血压。

5. 控制体重防止肥胖　肥胖与高血压呈正相关,肥胖是导致血压升高的重要高危因素。肥胖还可诱发高脂血症、糖尿病、冠心病、脑卒中等。

肥胖的主要原因有:吃得多,运动少,遗传因素,精神因素及内分泌失调。而贪食和吃零食是肥胖的祸根。多吃鱼,少吃肉,多吃热能低的蔬菜和海藻、菌类,多摄入膳食纤维不仅能减肥,而且还能预防高血压、糖尿病等生活方式病。

三酰甘油是在夜间生成的,因此晚饭少吃一点,只吃八成饱,控制热能的摄取,便能预防高血压。

6. 学会减压　加拿大科学家给高血压患者进行 10 小时个体化的减轻精神紧张治疗。结果发现,收缩压下降幅度值与心理压力的减压呈正相关,与易怒性格的改变亦呈正相关。因此,个体化减轻精神压力可使非卧床血压下降。而不愉快的婚姻可致血压升高,而愉快的婚姻有助于降低血压。

7. 多做深呼吸　美国科学家指出,每天用几分钟的时间深呼吸,有助于缓解高血压。因为人们的呼吸频率可能对血压有重要影响,而深呼吸对身体分解体内的盐分产生影响。据说,慢慢地呼吸有可能改变人体的血压及肾调节体内盐分的方式。

8. **多听音乐** 多数研究认为,高血压与病前性格有关系,如容易焦虑、激动、冲动、求全责备等易患高血压。而轻盈、镇静、柔和的音乐能使人身心放松,有利于缓解机体紧张状态,从而稳定血压。

音乐可选择平稳、松弛、安静、优美类,如舒伯特的《摇篮曲》《欢乐颂》,舒曼的《梦幻曲》,奥芬巴赫的《船歌》,中国古曲《春江花月夜》,阿炳的《二泉映月》等。以不超过 70 分贝的音量,每次 30 分钟,每日 1～2 次。

9. **保持健康心态** 心理是对感觉、记忆、思维、情感、意志、气质、能力和性格等心理想象的总称。血压平静的人能宽厚待人,乐观豁达,心情愉悦,对生活充满着美好的憧憬。这种良好的健康心态,有利于机体各系统功能正常,血压稳定。

能有效地消除紧张和压力,不要让压力累积是非常重要的能力。压力之所以会使血压升高,是由于交感神经系统在发挥作用。如果精神上很平静,让身心能够获得放松,血压自然不会升高。

10. **改善生活方式** 成人原发性高血压可能自儿童期即开始,而一级高血压预防强调的是人的行为,特别是年轻人,有一个有效的全面的人群防治策略,是可以阻止血压随年龄增长而上升的,甚至能够更好地阻止心脑血管并发症的发生率和死亡率。高危人群防治策略,主要是改善生活方式为基础,如多吃蔬菜、水果、低脂奶制品、低脂和低饱和脂肪酸饮食。饮食中脂肪含量过高可使血脂、血压和血糖升高。因此,适当补充鱼油,推荐脂肪摄入量应小于总热能 25%,每日胆固醇摄入量应在 200～300 毫克,尤其限制动物脂肪的摄入。

11. **加强对健康保健价值的认识**　高血压高危人群除了定期健康体检,还应该掌握自测血压,这对高血压患者的最初评价及监测治疗可提供更有价值的信息。目前公认的家中血压正常高限≥130/85 毫米汞柱,但家中使用汞柱血压计不方便,建议应用电子血压计更适合于家庭使用。

12. **提高高危人群对高血压常识认识**　提高全民对高血压的知晓率、治疗率、控制率。做到及早发现和有效治疗。同时积极开展大规模人群普查,对高血压患者群的长期监测、随访,掌握流行病学的动态变化对本病的预防有十分重要的意义。

13. **平衡膳食**　应选择低脂肪、低胆固醇、低盐、高维生素、高钙、高钾饮食,食用新鲜蔬菜、水果,适当补充蛋白质,避免过饱,少食多餐,戒烟戒酒及刺激性饮料。

14. **坚持体育运动**　坚持体育运动能提高心脑血管适应调节能力,稳定血压,防止心脑并发症的发生发展,可选择低或中等强度的有氧体育运动,如慢跑、游泳、步行,每周3～5 次,每次 30～40 分钟。

15. **保持大便通畅**　高血压患者应防止大便干燥,因为用力排便可使血压升高,也易引发心脏病变,应养成每日早晨或早饭后排便习惯。

16. **注意防暑保暖**　酷热天气应注意防暑,可预防心脑并发症;冬季也要防寒保暖,可避免血压升高。

17. **加强安全意识**　高血压患者活动范围应无障碍物,地面保持干燥,防止跌倒,厕所应有扶手;洗澡时水温不可过高,以防血压骤升,引发心脑疾病发生。

三、护理与康复

1. 一般护理

（1）高血压患者应劳逸结合，保证有充足的睡眠。

（2）合理饮食，坚持低盐饮食，每日摄盐量不超过 6 克，减少膳食脂肪，膳食中增加不饱和脂肪酸的比例，少食动物内脏、动物脂肪、奶油等。

（3）适当补充蛋白质，以鱼类食物为首选，摄入足够的钾、镁、钙（新鲜蔬菜、牛奶）含量。

（4）超重者控制热能，增加运动量，戒烟戒酒，适当参与运动，并持之以恒，每周 3～5 次，每次持续 30～40 分钟，如快速步行、骑自行车、健身操等，以减轻体重。

2. 病情观察

（1）每日定时测量血压，若血压持续增高的老年患者，每日测血压 3～4 次，必要时分别测量站、坐、卧位血压，并做好记录，可掌握血压变化规律，有利于治疗。

（2）老年高血压患者容易发生心脑血管病变、心力衰竭等严重并发症。因此，对血压不稳、急剧增高的患者，要密切观察血压变化。

（3）高血压患者出现神志改变、肢体麻木、剧烈头痛、视物模糊、恶心、呕吐等表现，应及时处理。

（4）老年高血压患者在清晨起床或夜间起床排尿时，要防止发生脑缺血状态（脑梗死）。

（5）高血压患者在服用扩血管药更易发生脑缺血，因此高血压患者在每次起床前动作宜缓慢，防止脑缺血而跌倒。

3. 心理护理 高血压是一种慢性病，需要终身治疗，调动患者的主观性、能动性，与治疗方法相配合，才能收到良好效果。特别是老年高血压患者,多有焦虑、抑郁、易激动等情绪反应,心态不平静又可致血压升高,形成恶性循环。因此,及时发现和疏导患者的负面心理和行为,以稳定情绪,减少压力,保持心态平衡。更要关心体贴老年高血压患者,保持其生活稳定,情绪饱满,使血压尽量维持在正常水平或接近正常水平。

4. **高血压危象护理** 任何类型高血压患者,在某些因素影响下使其血压突然升高,病情急剧变化危及患者生命时称为高血压危象,应该立即抢救。

(1)一般护理:迅速安置患者取半卧位休息,保持安静,立即吸氧,并备好各种抢救药品。

(2)建立静脉通路:尽快给予降血压、利尿药物治疗。

(3)严密观察病情

①严密监测血压变化,及时调整药物剂量,避免血压过高或下降过快过低。

②密切观察心率、呼吸、体温、尿量及神志变化并做好记录。

(4)对症处理

①烦躁不安者可适当给予镇静药。

②剧烈头痛患者伴有恶心、呕吐、抽搐时,应考虑高血压脑病的发生,要立即处理,尽快降低血压,制止抽搐,防止发生严重的脑血管病。

四、用药监护

高血压患者常用普萘洛尔、美托洛尔等药物,这类药物起效迅速,作用时间不同,要注意监护。

1. 禁忌证　对本类药物过敏、支气管哮喘、慢性阻塞性支气管疾病、急性或重度心力衰竭、心源性休克、病态窦房结综合征、房室传导阻滞者禁用。

2. 应用风险　妊娠期和哺乳期妇女、糖尿病、心功能不全、肝功能不全、肾功能不全、重症肌无力、严重周围血管疾病慎用。

3. 药物不良反应监护　这类药物不良反应有心动过缓、乏力、四肢发冷,大剂量服用时突然停药可导致撤药综合征。

五、健康教育

1. 医护人员要向患者介绍原发性高血压的病因、诱因、发病机制,以及对全身的危害。

2. 提示改变不良生活方式和不良生活习惯的重要性及具体方法,如休息、饮食、运动及心理调节。

3. 强调定期测量血压的重要性及必要性,教会患者或家属正确测量血压方法,做好记录,并告知有效控制血压标准。

4. 医护人员向患者介绍早期治疗和坚持治疗的目的和意义,指导患者按医嘱定时定量服用降压药物。

5. 告诉患者或家属所服药物的药名、剂量、服用方法、作用及其不良反应,并提供书面资料。

6. 提示患者切忌自行停药、改药或加量或减量用药。

第二节　冠状动脉粥样硬化性心脏病

冠状动脉粥样硬化性心脏病,简称"冠心病",是指冠状动脉粥样硬化或伴痉挛所致的心肌缺血为主的心脏病。本病多发生在40—50岁,男性多于女性,脑力劳动多于体力劳动工作者。在我国,近年随着人们生活方式的改变,发病率逐渐增加,发病年龄逐渐下降。

冠心病是世界上最常见的死亡原因,超过所有肿瘤的总和,居死亡的首位,是严重威胁人类健康的疾病。

一、治疗指南

1. 治疗原则

(1)要积极预防动脉粥样硬化的发生,已发生的要积极治疗。

(2)已发生的并发症,要积极治疗防止恶化。

(3)改善生活方式,劳逸结合,合理膳食,戒烟戒酒。

(4)同时伴有高脂血症、高血压和糖尿病的患者,要积极治疗,将血脂、血压、血糖控制在合理范围内。

2. 治疗方法

(1)心绞痛发作时的救治

①发生心绞痛时立即休息,在室外发病要立即蹲下或坐下休息;在室内发病可卧床休息,但要垫高上身。轻症患者休息数分钟后心绞痛可缓解。

②应用药物,心绞痛较重者,可用硝酸酯类药物,如硝酸甘油0.3～0.6毫克,舌下含化,使药品快速溶解被吸收,1～2分钟即发生作用。用时药不可过量,防止血压降低。

③中药治疗,轻者平时可用丹参、红花、川芎、蒲黄及郁金等;也可服苏合香丸、苏冰滴丸、宽胸丸及麝香保心丸等。

④吸氧治疗,在家中应备用制氧机,发生心绞痛时可及

时吸氧治疗,每次吸氧 30 分钟左右,可改善心肌缺血缺氧,控制心绞痛。

⑤应用降低心肌耗氧药物:口服美托洛尔、呋塞米等药物,通过降低心率、心肌收缩力、血容量等,可以降低心肌耗氧量。

⑥保持镇定,不要紧张,放松心情,保持心态平和,有利于疾病恢复,恐惧不安者可口服地西泮。

(2)心肌梗死发作时的救治

①紧急救护,患者立即静卧于硬板床上,严禁讲话,立即有人与医师联系或电话呼叫 120 急救车,争取医务人员尽快赶到,就地先处理。呼救 120 时要说明患者发病地点、电话、时间、主要表现、暂时处理方法等。

②立即应用镇痛、扩冠药物:有剧烈疼痛者,立即应用镇痛药,如硝酸甘油 0.3～0.6 毫克,舌下含化。但要注意,老年人心肌梗死患者,可出现心源性休克,故不可应用亚硝酸异戊酯吸入,以防血压下降加重休克。但可用哌替啶 50～100 毫克,肌内注射。也可针刺内关、外关穴,可以增强镇痛效果。

③有条件时可给患者吸氧。

④纠正心源性休克。

⑤不要惊慌失措。

⑥不要随意搬动患者。

⑦不要强调一律平躺,要根据实际情况决定体位,让患者选择舒适的体位。

⑧不要舍近求远,要抓紧一切时间进行救治,要选择较近的医院。

⑨给患者任何饮料都不可能缓解病情,因此不要给患者乱饮饮料。

⑩不少家庭都有些备用药品,但作用和疗效不同,切勿乱用。

(3)缓解期治疗:可用作用持久的抗心绞痛药物,以防心绞痛发作,可单独应用、交替应用或联合应用。

①硝酸酯制剂

- 硝酸异山梨酯每次 5～20 毫克,每日 3 次,服后半小时发挥作用,持续 3～5 小时;缓释制剂药效可持续 12 小时,每次 20 毫克,每日 2 次。单硝酸异山梨酯,每次 20～40 毫克,每日 2 次。
- 戊四硝酯每次 10～30 毫克,每日 3～4 次,服后 1～1.5 小时发挥作用,持续 4～5 小时。

②β受体阻滞药

- 普萘洛尔(心得安)每次 10 毫克,每日 3～4 次,逐渐增加剂量,直至每日 100～200 毫克。
- 氧烯洛尔(心得平)每次 20～40 毫克,每日 3 次,逐步增至每日 240 毫克。
- 阿普洛尔(心得舒)每次 25～50 毫克,每日 3 次,逐步增至每日 400 毫克。
- 吲哚洛尔(心得静)每次 5 毫克,每日 3 次,逐步增至每日 60 毫克。

③钙通道阻滞药

- 硝苯地平每次 10～20 毫克,每日 3 次,亦可舌下含服。
- 同类制剂有尼群地平、尼索地平、尼卡地平等。

二、预防策略

1. 预防高脂血症 总胆固醇＞5.17 毫摩/升或低密度脂蛋白＞3.7 毫摩/升时,是冠心病的高危因素应给予治疗。而治疗原则以饮食治疗为主。

(1)饮食治疗

①应多食胆固醇含量低的食物,如牛奶、瘦肉、有鳞鱼类、海带、紫菜、豆类、豆制品、蔬菜、水果。

②应少食含饱和脂肪酸和胆固醇高的食品,如肥肉、蛋黄、带鱼和其他无鳞鱼类、动物内脏等。

③三酰甘油高和高密度脂蛋白过低者,除限制上述食品外,也要限制甜食,以控制总热能的摄入。

④较肥胖者,要限制主食,即吃"八分饱",以减轻体重。

(2)改善生活方式

①加强体育锻炼是改善生活方式的主要内容,不同年龄、不同人群应选择不同的运动方式,如步行、慢跑、太极拳、骑自行车等。老年人要避免剧烈的运动。

②长期饮酒势必加重肝负担,导致代谢紊乱,由于胆汁为肝内脂肪分解代谢所必需,胆汁分泌减少,可使脂肪代谢障碍,造成高脂血症易致冠心病。

③吸烟对人体可以说有百害而无一利,是当今社会的一大公害。我国人口众多,"烟民"数量巨大,全世界每 3 支烟中,就有 1 支是中国人在吸。吸烟是心脏病的主要原因之一,并与慢性支气管炎、肺气肿、肺癌等多种癌症有直接关系。

④养成良好的饮食习惯。研究表明,玉米中所含亚油

酸和纤维素分别是大米和精面的 5～6 倍和 6～8 倍,前者可使血中胆固醇维持在正常水平,防止其沉积于血管壁;后者则促进胃肠蠕动,有利于及时排出废物,防止胆固醇再吸收,有益预防心脏病。摄取热能过高或动物性脂肪食物,不仅加重消化、吸收、代谢各系统负担,更是导致动脉硬化、冠心病、高血压及糖尿病的发生。

2. 有效控制高血压　高血压是诱发冠心病的一个高危因素。由于血压较高,血管内膜易受到高血压的压力和机械性损伤,而胆固醇更容易在损伤的动脉内膜面上沉积,形成粥样硬化斑块,冠状动脉首先受到损害。统计表明,有 67.4% 的冠心病患者有高血压。所以冠心病与高血压是密切相关的两种疾病。

3. 有效控制糖尿病　糖尿病可引起体内多种物质(糖类、脂肪及蛋白质)代谢过程紊乱,是高脂血症的常见并发症,因而动脉粥样硬化发病率很高。同理,冠心病的发病率也很高。40 岁以上的糖尿病患者中,50% 有冠心病。因此,患有糖尿病的人必须控制饮食,适当应用降糖药,必要时应用胰岛素治疗,而且终身控制血糖亦才能预防冠心病。

4. 有效控制体重　肥胖者多有高脂血症,肥胖者的心脏负担加重,是冠心病的高危因素。因此,任何肥胖者必须限制过高热能的摄入,如不注意控制饮食,中年时期是最容易发胖的时候,也是高脂血症高发阶段,尤其是中年以后必须合理、平衡膳食防止肥胖,更是预防冠心病的发生。

5. 预防心肌梗死　冠心病尤其心肌梗死的急性期、康复期及其后的慢性过程中,心脏骤停的危险性较高。在急性心肌梗死的头 72 小时内,心搏骤停的潜在危险可高达 15%～20%。在心肌梗死康复期(自第 3 天起至第 8 周)有室性心动过速或心室颤动史者,其心搏骤停的危险性最大,如仅给予一般性治疗措施,在 6～12 个月的死亡率高达 50%～80%,其中 50% 为猝死。只有积极干预才能改善预后,在 18 个月内死亡率可能降至 15%～20% 以下。

(1)定期体检能降低风险:老年人群是心脏病及老年疾病的高危人群,应坚持每年至少 1～2 次进行体检,以使早期发现,早期诊断,早期预防及早期治疗,可减少心搏骤停的风险。

(2)严防过度疲劳:过度疲劳将使机体处于高度应激状态,全身血管收缩,心脏负荷加重,导致原有心脏病加重,心肌进一步缺血。即使原来没有心脏病者也可能引发心室颤动的发生。因此,任何年龄、任何工作应劳逸结合,严防过度。

(3)严防精神过度紧张:精神过度紧张,可导致神经系统功能失调,内分泌系统紊乱,免疫和代谢功能降低,血压升高,冠状动脉痉挛,心肌缺血缺氧,使原有心脏病加重,或使心律失常,易发心搏骤停的风险。

(4)养成良好的生活方式和生活行为:戒烟、戒酒,尤其严禁酗酒;低糖、低脂、低盐、高纤维饮食;严防超重或肥胖,坚持体育活动,保证睡眠和休息。

(5)及早发现疾病早期信号:当自己出现焦虑易怒、记忆减退、体力不支、精神不佳、头晕耳鸣、性欲低下、睡眠欠佳等表现时,提示身体健康已亮起红灯,应当休息,并及早前往医院进行诊治。

（6）坚持按时服药：对已有冠心病、高血压、糖尿病等疾病者，应在医师指导下遵医嘱坚持服药治疗，不可自行停药或减少或增加药量，或自行改变服药方法。

（7）定期评估心脏功能：对患有心律失常者要进行危险评估，应进行常规心电图、运动负荷试验、动态心电图、超声心电图、心内电生理检查等检查，以明确心律失常类型，可以评估心脏猝死风险，做出相应的治疗决策。

（8）加强心肌梗死后心肌缺血治疗：对于心肌梗死后心肌缺血的积极治疗，是预防心脏猝死的主要有效措施，对心肌梗死后运动试验阳性、冠状动脉造影显示严重狭窄的患者，积极给予介入治疗或冠脉旁路移植术，可有效减少猝死发生。心肌梗死后心脏猝死高危患者应用心脏除颤器预防治疗，可显著减低病死率。

6. 其他　给予低热能、低脂肪、低胆固醇和高纤维素食物；保持情绪稳定，解除心理压力；保持大便通畅、切忌用力排便，以防再次诱发心绞痛。

三、护理与康复

1. 一般护理

（1）改善饮食：冠心病患者宜进低盐、低脂肪、低胆固醇饮食。要少量多餐，戒烟戒酒，忌浓茶。急性期进食流质，病情稳定 3 天后改半流食。

（2）保持大便通畅：冠心病患者，尤其老年患者勿用力排便，多进食蔬菜、水果等富含纤维少的饮食及蜂蜜，以促进肠蠕动及润滑肠道。大便干结时遵医嘱使用开塞露塞肛或口服缓解剂。

（3）坚持适当活动：冠心病患者如果不是心绞痛时，可以适当地参与活动，如散步、慢跑、太极拳等。但以不感觉疲劳、气短及引起心绞痛为原则。坚持适当活动可提高心脏功能，促进心脏动脉侧支循环的建立和形成。

（4）急性期：绝对卧床休息1～3天，并保证睡眠时间，特殊治疗有效且又无并发症者主张早期活动。

（5）调整脂肪代谢：冠心病患者病情稳定时、超重者应限制饮食，防止肥胖，增加心脏负荷。

（6）要注意避免诱发心绞痛及心律失常：如过分激动、过度疲劳、过度饮酒及吸烟等。

2. 病情观察

（1）定时测量体温、脉搏、呼吸、血压并做记录。

（2）冠心病患者出现乏力、疲软、气短、胸闷、心前区不适或不明原因的上腹痛、背痛、恶心、呕吐等表现时，应高度警惕心肌梗死发生，应立即进行有效处理。

3. 心绞痛发作时的护理

（1）冠心病患者出现心绞痛时，要立即卧床休息。

（2）给予患者口服硝酸甘油或速效救心丸。

（3）给予中流量氧气吸入。

（4）安慰患者使其保持镇静。

（5）密切观察心率、心律、血压、疼痛性质、持续时间及治疗效果。

4. 心肌梗死的护理　严密观察病情变化，严密监测心率、心律、血压、呼吸、体温、尿量、神志及胸痛情况。

（1）一般护理

①迅速建立两条静脉通路，合理调整输液速度，遵医嘱

正确配制和注射用药。

②无并发症者,每天吸氧2～3小时。

③并发心力衰竭或肺水肿者,需按急性肺水肿吸氧。

④保持环境清洁、安静、温度适宜。

⑤进食易消化、低脂、高维生素、高纤维素软食,要少量多餐。

⑥保持大便通畅,不用力排便,急性期可给予缓解剂预防便秘。

(2)解除胸痛

①给予吗啡或哌替啶,要观察镇痛效果、有无呼吸抑制。

②低分子肝素为腹部皮下注射,注意注射部位有无皮下出血。

③准备其他药物,如硝酸酯类、硝普钠等。

④密切观察病情,患者自觉症状、生命体征、神志与尿量、心电监护及相关检查结果等。

5.心理护理

(1)医护人员应了解患者发病诱因及患者家庭、文化、职业及生活习惯等事宜。

(2)在抢救时医护人员必须保持镇静、操作熟练,护士应陪伴在患者身边。

(3)护士应耐心倾听患者的表述,并安慰患者,解除其紧张、恐惧心理,以配合治疗。

(4)护士要耐心解释先进的监护、治疗设备,使患者产生信任、安全感。

(5)尽力避免负性情绪对疾病的影响。

6.并发症的护理 老年人心肌梗死患者一般较重,容易发生多种并发症,因此护士要熟悉各种并发症的临床表现及急救处理方法。

(1)备好除颤、起搏器及其他抢救药物。

(2)严密观察病情,做好记录,及时与医师交流。

(3)患者发生心源性休克时,立即让患者平卧。

(4)迅速建立静脉通路,立即输液给药。

(5)患者出现心力衰竭时,使其处于平卧位,并按医嘱准备给予扩血管利尿药,严格控制输液速度。

(6)患者出现心律失常时,按医嘱及时给药,并严密观察疗效。

四、用药监护

对硝酸酯类药物用药监护　目前临床常用的硝酸酯类药物有短效硝酸甘油和长效硝酸异山梨酯及 5-单硝酸异山梨酯。

(1)禁忌证:对硝酸酯类药过敏、青光眼、休克、严重低血压、急性心肌梗死伴低充盈压、梗阻性肥厚型心肌病、缩窄性心包炎或心包压塞、严重贫血、颅内压增高、严重脑动脉硬化者禁用。

(2)应用风险:哺乳期妇女、主动脉和(或)左房室瓣狭窄、甲状腺功能低下、严重肾功能不全、严重肝功能不全、低体温或营养不良者慎用。

(3)药物不良反应监护:常见不良反应有头痛、面色潮红、心率反射性加快、低血压,舌下含服可出现口腔局部烧灼感或麻刺感、视物模糊等。

五、健康教育

1. 一般教育 生活要规律,避免精神过度紧张、过度情绪激动、过度劳累。

(1)坚持低脂低盐饮食、戒烟戒酒。

(2)肥胖者要逐步减轻体重。

(3)强调有效治疗各种原发病的必要性和重要性,如高血压、糖尿病、肥胖症、高脂血症等。

(4)介绍避免各种诱因的重要性和必要性,告诫患者要做到避免饱餐、受寒、过度劳累、剧烈活动。

(5)防止便秘,克服急躁情绪,保持乐观、平和心态等,以养成良好的生活方式和良好的生活习惯等,并取得家属的理解和配合。

(6)指导患者循序渐进地进行康复锻炼,并教会患者训练时的自我监测,如运动量以不引起任何不适为宜,心率增加每分钟 10~20 次为正常。

(7)并坚持服药、定期复查。

2. 用药教育

(1)积极治疗高血压、糖尿病、高脂血症等。

(2)常备缓解心绞痛药物,如硝酸甘油片,以备急用。

第三节 动脉粥样硬化

动脉粥样硬化(简称动脉硬化)的共同特点是动脉血管壁增厚且变硬、变脆,失去弹性和管腔变小。可以出现心、脑、肾及周围血管严重病变,如冠状动脉粥样硬化性心脏病

（冠心病）、动脉粥样硬化性脑血管病（出血性脑卒中、缺血性脑卒中）、动脉粥样硬化性肾病、肢体坏疽性动脉病等。

在 65 岁以上的老年人中几乎有一半的死因是由于冠心病。在我国，冠心病患病率近年有上升趋势，北方多于南方，城市多于农村，文化素质高者多于文化素质低者。

一、治疗指南

1. 治疗原则

（1）必须戒烟酒，因为长期吸烟和饮酒会加速加重动脉粥样硬化进展。

（2）必须减轻体重，因为肥胖不仅加重动脉硬化，还会引发冠心病和糖尿病的发生发展。

（3）积极治疗糖尿病，严格控制高血糖。

（4）药物治疗。

2. 治疗方法

（1）饮食治疗

①膳食总热能勿过高，以正常体重为度，40 岁以上者要防止肥胖。

②严禁暴饮暴食，以免引发心绞痛和心肌梗死。

③要坚持饮食清淡，多食含维生素 C 丰富的新鲜蔬菜和水果，多食植物蛋白（豆类及其制品），尽量吃植物油。

（2）调血脂治疗

①降低三酰甘油和胆固醇药物

• 氯贝丁酯（安妥明）每次 0.5 克，每日 3～4 次，口服。

• 非诺贝特每次 100 毫克，每日 3 次，口服；微粒型制剂 200 毫克，每晚 1 次，口服。

• 益多酯每次 250 毫克，每日 2 次，口服。

- 吉非贝齐每次 600 毫克,每日 2 次,口服。
- 环丙贝特,每次 50～100 毫克,每日 1 次,口服。

②降低胆固醇和三酰甘油药物

- 洛伐他汀每次 20～40 毫克,每日 1～2 次,口服。
- 普伐他汀每次 5～10 毫克,每日 1 次,口服。
- 辛伐他汀每次 5～20 毫克,每日 1 次,口服。
- 氟伐他汀每次 20～40 毫克,每日 1 次,口服。

(3)抗血小板药物:阿司匹林每次 0.05～0.3 克,每日 1 次,口服。

3. 其他　坚持适当的体力劳动和体育运动;生活要有规律,保持乐观、愉快的情绪,避免过劳和情绪激动,保证充足睡眠;积极治疗慢性病,如高血压、糖尿病等。

二、预防策略

1. 多摄取 β-胡萝卜素能让血液畅通　研究表明,人体血液中 β-胡萝卜素水平低于正常时,血中的胆固醇易沉淀于血管壁内,而低密度脂蛋白及极低密度脂蛋白氧化后又在动脉壁内形成粥样斑块,导致动脉粥样硬化、冠心病及脑动脉硬化及肾动脉硬化等多种病变。而 β-胡萝卜素具有极强的抗氧化作用,可以阻止低密度脂蛋白及极低密度脂蛋白氧化形成粥样斑块。长期摄入含 β-胡萝卜素(在体内可转换为维生素 A)不仅让血液畅通,还能预防动脉硬化。

南瓜不仅富含 β-胡萝卜素,还含有大量维生素 E 和维生素 C。其中含 β-胡萝卜素较多的是瓜瓤部分,是南瓜肉的 5 倍。因此,有人建议要选择新鲜的南瓜,吃南瓜时必须瓜瓤瓜肉一起吃。

胡萝卜含有丰富的胡萝卜素,其中营养价值最高的是胡萝卜皮的部分。所以吃胡萝卜不要不吃胡萝卜皮,洗净、切片直接烹饪。此外,红薯、南瓜、甜瓜、杏、杞果、甘蓝、菠菜等都含有丰富的 β-胡萝卜素。

2. 多摄取 B 族维生素能增加好胆固醇　B 族维生素包括维生素 B_1、维生素 B_2、维生素 B_6、维生素 B_{12}、烟酸、泛酸、叶酸及肌酸等。B 族维生素有助于脂类及糖类代谢,能够降低血中胆固醇和血糖,而且还能促进体内过氧化脂类代谢,提高高密度脂蛋白水平,具有防止动脉粥样硬化作用。B 族维生素都是水溶性的维生素,在体内不会储存太多太久,多余部分都会排出体外,同时 B 族维生素也不耐热,在烹饪的时候会损失很多。富含 B 族维生素的食物有牛肝、猪肝、鸡肝、红薯及鱼类,叶酸多含于绿色蔬菜和水果中。

专家建议,摄取多种维生素必须地毯式摄取多种蔬菜水果,每天进食 400～800 克 20 种以上蔬果。可以满足人体对维生素的需要。

3. 多摄取泛酸、维生素 C 及维生素 E 抗血管压力　泛酸具有生成抗压力的激素作用,而维生素 C 能够促进激素的分泌,维生素 E 能充分发挥激活酶的作用。而维生素 C,维生素 A 及维生素 E 都是抗氧化剂,可降低胆固醇,使胆固醇有效的被利用而不至于沉淀在血管壁内,有利于防止动脉硬化。

维生素 C 多富含于蔬菜水果中,又常常易氧化,很难抗水抗热,在加热的时候,有 50%～60% 的维生素 C 被破坏。

动脉硬化高危人群中,尤其是吸烟者,体内维生素 C 消耗快,因此吸烟者更需要补充更多维生素 C。

4. 多摄取高纤维膳食能减少"坏胆固醇"　消化脂肪所必需的胆汁酸,是以胆固醇为原料,而胆汁酸由肝生成并排入肠道,再由小肠末端再吸收后又返回肝。

如果进食高纤维膳食,胆汁酸就会充分利用并从肠道排出,不再回收。胆固醇便不能生成,血液中的低密度脂蛋白(坏胆固醇)也会下降,不会沉积在血管内,同时,高纤维膳食还能吸收肠道中的胆汁酸,并降低血中胆固醇作用。所以,高纤维膳食可以预防动脉粥样硬化。

膳食纤维存在于水果、蔬菜、豆类中,都是水溶性的膳食纤维,都具有较强的降低胆固醇的作用。

专家建议,膳食纤维,男性每天 20 克,女性 17～18 克。

5. 多吃大豆及其制品能降低"坏胆固醇"　大豆及豆腐、纳豆、黄豆面、豆渣等大豆制品是植物性优质蛋白质。从动物性食品中获取蛋白质,容易导致胆固醇升高,而大豆等植物性蛋白质却有低胆固醇的作用。

大豆中味道苦涩的成分便是皂苷,它与糖类及脂肪紧密结合,又与水分及油脂混合,又具有乳化作用。

膳食纤维由于皂苷的乳化作用更易吸附胆汁酸,而使血中低密度脂蛋白(坏胆固醇)减少。

大豆中的皂苷还有防止易氧化的亚油酸等多种不饱和脂肪酸被氧化的作用,减少三酰甘油,防止肥胖,而其抗氧化作用又能预防动脉硬化。

煮大豆或制成豆制品时冒出来的泡沫,就是皂苷溶于水而产出的物质,若与大豆一起吃掉,才能充分发挥大豆皂苷的作用。

大豆中含有的卵磷脂,具有乳化作用,可以防止低密度脂蛋白（坏胆固醇）沉淀于血管壁内，并有将已经附着于血管壁的坏胆固醇剥落的作用。

大豆即使制成豆制品，其含有的皂苷和卵磷脂基本上也不会被破坏。

新鲜嫩荚的毛豆，不仅富含优质蛋白质和卵磷脂，还富含维生素 C，也有降低血中胆固醇的作用。

6. 戒烟、戒酒能远离动脉硬化　长期吸烟者可导致血管痉挛，血压升高，血流缓慢，加速动脉硬化，从而又易发生脑卒中和心脏病的发作，甚至出现心律失常，心跳加快，心绞痛及心肌梗死，所以预防动脉硬化戒烟没商量。

长期饮酒，即使是少量饮酒也会使体内热能过剩，导致体内的三酰甘油合成过剩，三酰甘油一旦升高，体内高密度脂蛋白（好胆固醇）便会降低，而低密度脂蛋白及极低密度脂蛋白（坏胆固醇）就更容易氧化后附着于血管壁内。三酰甘油升高者，往往血压和血糖也升高，导致动脉硬化速度更快。所以，预防动脉硬化，戒酒也没商量。

7. 严格控制体重　任何人要控制膳食总热能，以维持标准体重为度，尤其要预防肥胖。脂肪摄入量不应超过总热能的 30%，其中，动物脂肪不应超过 10%，胆固醇不应超过 200 毫克，并限制蔗糖和含糖食物的摄入。因为糖分更容易被分解，在短时间内就能转化脂肪和胆固醇，使血液中胆固醇升高和肥胖，加重或加速动脉硬化。

预防动脉硬化，要保持清淡饮食，多食富含维生素 C 的新鲜蔬菜和水果及植物蛋白（如豆类及豆制品）。

坚持以花生油、豆油、菜籽油等植物油为食用油，可以减少胆固醇的合成，有助于预防动脉硬化。老年人即使血脂正常,也要少吃动物性脂肪和含胆固醇高的食物,可以预防动脉硬化。

8. 多吃鱼少吃肉,少用盐　鱼类中所含的脂肪是二十二碳六烯酸、二十碳戊烯酸等不饱和脂肪酸,具有降低血液中胆固醇的作用,特别是沙丁鱼、秋刀鱼、青花鱼等脊背为青色的青背鱼中含量极高。而牛肉、猪肉、羊肉等红肉中所含的脂肪是饱和脂肪酸,可以使血中胆固醇和三酰甘油升高,导致动脉硬化的形成。而鸡肉中所含的脂肪,对血中胆固醇影响不大,可以食用。专家认为,如果体内钾的水平太低,即使钠摄入多一些,也能够被排泄出去,如果摄入钠过多,体内钾又不充足,就会导致高血压和动脉硬化的恶化,因为钠是一种血管收缩药,不仅使血压升高,又加重肾缺血而导致肾功能损伤,反过来又致血压再升高。

因此,专家建议人们多吃鱼,少吃红肉,少吃盐能预防高血压和动脉硬化。

9. 多做有氧运动　现代人不良饮食习惯导致热能摄入过多和运动不足是导致高胆固醇血症的主要原因。运动不仅能减肥,能降低三酰甘油。运动时所需要的能量,首先由肌肉中的糖原分解所供给,而之后则通过分解脂肪来提供能量。当进行运动时,具有分解三酰甘油作用的脂蛋白酶被激活。同时血液中的三酰甘油也被分解,从而导致三酰甘油被降低。三酰甘油一旦减少,与之具有相反作用的高密度脂蛋白(好胆固醇)就会增加,而低密度脂蛋白和极低密度脂蛋白(坏胆固醇)不易沉淀于血管壁内。因此,运动可预防动脉硬化。

至于运动形式,那就是健步走。每日走的步数越多,血中总胆固醇及三酰甘油值就越降低,而高密度脂蛋白(好胆固醇)则越升高。好胆固醇增加 0.03 毫摩/升,发生心绞痛或心肌梗死的危险就会减少很多。应当指出,高密度脂蛋白能随运动时间的持续而增高,运动一旦静止,高密度脂蛋白又会降至原来水平。所以,要坚持持久性的运动,才能永久远离动脉硬化。

有氧运动的范围有慢跑、游泳、健步走、广播体操及水中步行等。

要想让脂肪代谢,让坏胆固醇下降,让好胆固醇升高,最理想的方式是每周进行 3 次,每次 30～40 分钟的运动。运动强度不要太大,做运动时还能与他人轻松聊天。贵在坚持。

10. 积极控制高危因素

(1)有效控制高血压:高血压患者必须一生都要用药严格控制高血压,不可中断服药,不可使血压忽高忽低,不是血压越低越好。

(2)有效控制糖尿病:糖尿病患者必须一生都要严格控制血糖,必须用降糖药降低血糖,目前世界上没有其他神奇的魔药降低血糖。

(3)有效控制高脂血症:饮食中脂肪量<25%,其中饱和脂肪酸<10%,多不饱和脂肪酸应占 6%～8%。血胆固醇过高者,每日胆固醇摄入量应<300 毫克。也应戒烟戒酒,增加运动,控制体重,同时应用降血脂药物治疗。

(4)有效控制肥胖症:严格控制糖和脂肪的摄入量,增加体育运动。很多"减肥茶"所谓"特效"减肥药,实际应用中往往无效,而且有害身体,应该慎重选择。合理平衡膳食,积极而又适度的运动是当今社会有效的减肥处方。

三、护理与康复

1. 一般护理

(1)坚持清淡饮食,多食富含维生素 C 的食物,如新鲜蔬菜、水果等。多食植物蛋白,如豆类及豆制品,尽量以豆油、菜籽油、麻油、玉米油、茶油、米糠油、红花油、花生油等为食用油。

(2)坚持体育活动,坚持体力劳动和体育锻炼,可以有效控制体重,预防肥胖,对增强循环功能和血管弹性大有裨益,并能促进体内脂类代谢,是预防动脉硬化一项积极措施。

(3)体力活动量应根据原来身体情况、原来体力活动习惯及心脏功能状态来规定。以不过多增加心脏负荷及不引起不适感觉为原则。

(4)体力活动应循序渐进,不可勉强做剧烈活动。老年患者多提倡散步,每日 1 小时,且分次进行,还可做保健操、打太极拳等。

(5)合理安排工作和生活,坚持 8 小时工作制,不熬夜,中午有休息时间,避免过度劳累,注意劳逸结合,保证充分睡眠。

(6)坚持合理膳食,膳食总热能勿过高,以维持正常体重为度,40 岁以上者更要防止肥胖。正常体重的简单计算法为:身高(厘米)－105＝体重(千克数);或体重指数 BMI＝体重(千克)/身高(米)^2＝24 为正常。

(7)超过正常标准体重者,应减少每日进食的总热能。坚持低脂(脂肪摄入量不超过总热量的 30％,其中动物性脂肪不超过 10%)、低胆固醇(每日不超过 300 毫克)膳食,并限制酒和蔗糖及含糖食物的摄入。

(8)超过 40 岁者即使血脂正常,也应避免经常使用过多的动物性脂肪和含胆固醇较高的食物,如肥肉、肝、脑、肾、肺等内脏,鱿鱼、墨鱼、骨髓、猪油、蛋黄、蟹黄、鱼子、奶油及其制品、椰子油、可可油等。

(9)血总胆固醇、三酰甘油等增高,应使用低胆固醇、低动物性脂肪食物,如鱼肉、鸡肉、各种瘦肉、蛋白、豆制品等。

(10)已确诊有动脉硬化者,严禁暴饮暴食,以免诱发心绞痛或心肌梗死。

(11)合并有高血压或心力衰竭者,应同时限用食盐。

(12)提倡不吸烟、不饮酒。

2. 心理护理

(1)医护人员应根据患者年龄、文化程度、工作性质及生活习惯等情况,解释本病的病因、诱因、发病机制及临床表现。

(2)要关心、体贴患者,耐心进行心理安慰,解除其紧张、恐惧心理,以配合治疗。

(3)患者要保持乐观、愉快的心情接受长期治疗。

(4)积极配合治疗有关疾病,如高血压、肥胖症、高脂血症、痛风、糖尿病、慢性肾病、慢性肝病等。

四、用药监护

1. 对阿司匹林用药监护　阿司匹林可抑制环氧酶,减少血栓素 A_2 的生成,进而对血栓素 A_2 诱导的血小板聚集产生不可逆的抑制作用,口服吸收快、完全,普通制剂、肠溶缓释片、肠溶胶囊达峰时间分别约为 2 小时、3 小时、6 小时，吸收后可分布于各组织中。

(1)禁忌证：对本药过敏者、3 个月以下婴幼儿、妊娠期和哺乳期妇女禁用；胃肠道出血、血友病、鼻炎、哮喘、严重肝肾病、心力衰竭、水痘患者禁用。

(2)应用风险：月经过多、老年人、花粉症、慢性呼吸道感染者、痛风者、心肝肾功能不全者、高血压者慎用。

(3)药物不良反应监护

①过敏反应表现为哮喘、荨麻疹、血管神经性水肿或休克，严重者可致死亡。

②胃肠道反应表现为恶心、呕吐、上腹部不适、腹泻。长期或大量服用可致胃肠道出血或溃疡。

③长期服用可致凝血时间延长，发生出血倾向，如鼻出血、牙龈出血、月经过多，严重者可发生再生障碍性贫血。

2. 对他汀类药物的用药监护　这类药物能抑制肝细胞内源性胆固醇的合成，诱导肝细胞低浓度脂蛋白受体增加，使血液中的低密度脂蛋白降低、高密度脂蛋白升高。常用的他汀类药物有阿托伐他汀、氟伐他汀、普伐他汀、辛伐他汀、瑞舒伐他汀、匹伐他汀。

(1)禁忌证：儿童、妊娠期及哺乳期妇女应禁用。有过敏史、活动性肝病、转氨酶升高者、失代偿性肝硬化及急性肝衰竭等禁用。

(2)应用风险：已患肝病者及大量长期饮酒者慎用。

(3)药物不良反应监护

①胃肠道反应，如便秘、腹胀、消化不良、腹痛。

②肝损害患者转氨酶升高。

③横纹肌溶解症患者出现肌痛、肌无力。

④肾功能损害。

⑤长期使用可能引发糖尿病。

⑥可引起失忆和意识模糊。

⑦皮肤瘙痒、血管神经性水肿、荨麻疹等。

五、健康教育

1. 生活方式改变

(1)通过改变生活方式(低脂饮食、运动锻炼、戒烟戒酒和行为矫正等)可使胆固醇正常,低脂、低热能和高纤维素饮食还具有抗代谢综合征等作用。

(2)控制体重对血脂代谢有重要作用。

(3)运动锻炼包括慢跑、游泳、跳绳、做健身操、骑自行车等有氧运动。

(4)吸烟可升高胆固醇,戒烟使胆固醇正常。

2. 用药教育

(1)调脂治疗一般是长期的,甚至是终身的,必须监测药物不良反应,定期检查心肌酶、肝功能、肾功能和血常规。

(2)他汀类药物除阿托伐他汀和瑞舒伐他汀可在任何时间段服用外,其他他汀类药物均需每晚服用,定期监测肝功能。

第四节　心　肌　病

心肌病又称原发性心肌病,是指除高血压心脏病、冠心病、心脏瓣膜病、先天性心脏病和肺心病等以外的心肌病为主要表现的一组心肌病。本章仅介绍扩张型心肌病、肥厚型心肌病。

扩张型心肌病是以心脏扩大,心肌收缩力减低,可发生心力衰竭,常有心律失常,病死率高达 25%～45% 的一种心肌病,见于各年龄段,20－50 岁为高发年龄,男性多于女性,男女之比为 2.5∶1,近年来发病有上升趋势。

肥厚型心肌病的主要特征是心肌肥厚,心室腔正常或变小,左心室血液充盈受限,舒张期顺应性下降。猝死是主要危险。

一、治疗指南

(一)扩张型心肌病

1. 治疗原则

(1)一般治疗。

(2)对症治疗。

(3)起搏器治疗。

(4)手术治疗。

2. 治疗方法

(1)一般治疗包括强调注意休息,避免过劳;有心力衰竭者宜低盐、易消化食物;防止呼吸道感染。

(2)对症治疗

①心力衰竭治疗参见"心力衰竭"。但本病对洋地黄敏感,要用需慎重。应用小剂量 β 受体阻滞药对改善预后及控制心律失常有效。

②在纠正心力衰竭的前提下可应用抗心律失常药物。

③有附壁血栓可使用抗凝药物,如阿司匹林、华法林、氯吡格雷、肝素等。

④改善心肌代谢,给予维生素 C、辅酶 Q10、1,6 二磷酸果糖、肌苷等。

(二)肥厚型心肌病

1. 治疗原则

(1)一般治疗。

(2)以支持和对症治疗为主。

(3)本病预后较差。

(4)无特殊药物治疗。

2. 治疗方法

(1)一般治疗包括避免剧烈运动;慎用洋地黄类药和硝酸甘油,因其均可能使心排血量梗阻加重。

(2)减缓心肌肥厚

①普萘洛尔每次 10 毫克,每日 3 次开始,逐渐增加剂量以达到改善症状,最多每日可达 300 毫克以上。

②钙拮抗药常用维拉帕米,每次 40~120 毫克,每日 3~4 次,口服。

③手术治疗

(3)抗心律失常治疗。

(4)抗心力衰竭治疗。如心室梗阻不明显时,心力衰竭可使用洋地黄和利尿药。

二、预防策略

1. 戒烟戒酒。

2. 扩张型心肌病患者避免过劳过累。肥厚型心肌病患者避免情绪激动和参加竞争性体育训练或竞赛,以防发生猝死。

3. 预防感染,避免到太冷太热环境,以防晕厥。

4. 严重心律失常患者避免驾驶。

5. 定期到医院复查,早防早治。

三、护理与康复

1. 一般护理

(1)急性期应严格卧床休息,协助做好各种生活护理,直至症状消失、心电图正常,3～6 个月可恢复工作。

(2)可给予清淡、高蛋白、高维生素富含矿物质又易消化的软食,少量多餐。

(3)保持大小便通畅。

2. 病情观察

(1)倾听患者陈述自觉症状。

(2)监测患者体温、脉搏、心率与心律、血压变化。

(3)必要时应用心电图监护心脏变化,并做好记录,供治疗参考。

(4)观察病情发现患者突发呼吸困难时,要及时报告医师处理,并做好抢救各项配合。

3. 治疗配合与护理

(1)肥厚型心肌病患者一定要避免剧烈的体力活动、持重和(或)屏气用力。

(2)本病患者禁用洋地黄类药物。

(3)严重扩张型心肌病患者住院期间外出、如厕需有人陪伴或禁止私自外出,以免发生意外。

4. 心理护理　给予热情护理,帮助树立信心,清除恐惧心理,积极配合治疗。

四、健康教育

1. 强调急性期卧床休息及治疗的重要性。

2. 提出增强机体免疫功能的重要性,如防止上呼吸道感染和其他感染。

3. 解释注意休息,避免劳累、持重、屏气及剧烈的体力活动、情绪激动的重要性。

4. 强调预防各种并发症的重要性和具体要求与方法。

第五节　心力衰竭

心力衰竭是指在静脉回流正常的情况下,由于原发的心脏损害引起的心排血量减少和心室充盈压升高,临床上以组织血液灌注不足及肺循环和(或)体循环淤血为主要特征的一组综合征,又称充血性心力衰竭,简称心衰。任何心脏病均可发生心衰,包括先天性或后天获得性心脏病。

一、治疗指南

1. 治疗原则

(1)原发病治疗。

(2)调节生活方式。

(3)药物治疗。

(4)预防感染。

2. 治疗方法

(1)原发病治疗:即什么病因引起的心力衰竭就首先治疗什么疾病,如心肌梗死、心肌炎、高血压等。

（2）一般治疗

①患者必须休息,取半坐位,双下肢下垂,减少回心血量,减轻心脏负担。

②给予高流量吸氧。

③保持大便通畅,防止便秘,不可用力排便,以防心肌缺血缺氧加重,防止情绪激动。

④控制输液速度和输液量,以防增加心肺负担,加重病情。

⑤控制体重,限制钠盐摄入量,防止肥胖。

（3）药物治疗

①利尿药:常用呋塞米(速尿)、螺内酯(安体舒通)、氢氯噻嗪、氨苯蝶啶等。应用利尿药时应注意电解质变化,以免引起低钾发生。

②血管紧张素转化酶抑制药(ACEI)和血管紧张素Ⅱ受体拮抗药(ARB):常用贝那普利、赖诺普利、依那普利、培哚普利、坎地沙坦等。

③β受体阻断药:常用有美托洛尔、比索洛尔、卡维地洛等。

④血管扩张药:常用有钙拮抗药,如尼莫地平、尼群地平、硝普钠、硝酸甘油、硝酸异山梨酯等。

⑤强心药:常用地高辛 0.25 毫克,每日 1 次,口服,紧急时可用毛花苷 C(西地兰)0.2～0.4 毫克,加入 5％葡萄糖液 20 毫升缓慢静脉注射。

⑥镇静药:对烦躁不安者,可肌内注射吗啡 10 毫克或地西泮 10 毫克,每日 1～2 次,口服。

二、预防策略

1. 原发病预防　心力衰竭最多见的原发病是原有心脏病及累及心脏的相关疾病,应积极首先治疗,如高血压、冠心病、心律失常、感染性疾病、电解质紊乱及酸碱平衡失调等。

2. 诱因预防　在治疗原发病的同时,还要积极预防心力衰竭的诱因,消除诱发因素是预防心力衰竭发生的关键。

(1)预防感染:中老年人,尤其老年人体质弱,抗病能力低,要预防呼吸道感染;长期卧床的老年患者,要做好皮肤护理,讲究清洁卫生,严防坠积性肺炎和压疮,女性患者应保持会阴部卫生,预防泌尿系统感染。出现尿急、尿痛、尿频时,应早诊断,早治疗。

(2)坚持运动,延年益寿:每天快走半小时(或至少每周4次)能预防心血管疾病、骨质疏松和癌症。散步有利于健康,甚至有助于防止疾病。每周额外消耗2000~3000千卡热能的人,其寿命有望延长一年半。散步带来长久持续的低中强度负荷,特别是对平时锻炼少、体重超重和老年人,是身体健康的理想途径。

(3)保证睡眠可防衰老,德国人为提高睡眠质量提出六个建议。

①足部保暖:可穿厚袜子睡觉。

②不开窗户:关上窗户睡觉,防止噪声干扰。

③晚上不打扫卫生:晚上打扫卫生,灰尘会刺激呼吸道而引起咳嗽,影响睡眠。

④卧室内只能摆放郁金香:因为郁金香不会引起过敏

反应的危险。

⑤睡前不化妆：化妆品可能引起哮喘。

⑥每天多睡15分钟：妇女每天所需要睡眠时间比男人多15分钟。保证睡眠有助于平稳血压。

（4）平衡膳食，防止肥胖：中老年人应保持低热能、低盐、适当蛋白质、粗纤维、易消化、不胀气的饮食。每日可少食多餐，不宜过饱，有利通便。

（5）戒烟戒酒：吸烟是心脏病的主要原因之一，并与慢性支气管炎、肺气肿、心血管病的发生发展有关，吸烟的老年人智力下降程度明显，每天吸烟一包者进入老年后，黄斑老化的可能性较不吸烟者大2.5倍。香烟的烟雾中含有3，4苯并芘，具有很强的致癌作用，肺癌患者中有90％的人是吸烟者。

饮酒有损健康，世界卫生组织郑重声明："少量饮酒有益健康的说法，无科学根据。"乙醇是仅次于烟草的第二杀手。过量饮酒，势必加重肝损害、代谢紊乱，最终酿成多种潜在疾病。因此，中老年人要戒烟戒酒，才能健康长寿。

（6）健康输液预防心血管病无科学依据：每当气温下降是心脑血管病多发的季节，心脑血管的"老病号"担心天冷犯病，就去医院提前输液预防，这是没有科学依据的。输液过多，输液速度过快，不仅会导致肺水肿、心力衰竭，液体中的杂质颗粒也会阻塞微小血管，出现肉芽肿而引发癌变。因此，输液不是"万能药"，不适当的静脉输液，也有风险。中老年人群静脉输液要慎重。

（7）迅速纠正心律失常，预防心力衰竭：中老年人多患有心律失常，易发生发展为心力衰竭。一旦出现心律失常应尽快求医,采取积极的治疗措施,迅速纠正,使心律尽快恢复正常的窦性心律,心率控制在正常的范围内。

(8)密切观察病情变化:中老年人要观察自己的血压、呼吸、心率,有无心跳加快、咳嗽、劳力性呼吸困难,夜间有无阵发性呼吸困难、食欲减少、腹胀、水肿及尿量减少等症状,并定期进行血、尿、便及血生化检查,以早发现、早预防、早治疗。

(9)严格控制血压、血糖、血脂:中老年人,尤其是心力衰竭高危人群,应控制血压在正常水平,可减轻心脏负担。控制高血压,有利降低动脉粥样硬化,防止冠心病的发生发展,控制体重,防止肥胖,预防糖尿病的发生发展。

(10)老年患者防止过度卧床休息:老年患者不宜长期卧床休息,以免发生肢体血栓形成、关节挛缩、压疮及泌尿道感染,一旦发生,治疗极其困难。因此,老年心力衰竭患者应进行适当体育活动,不仅增加肌力,提高平衡能力,防止跌倒和损伤,而且能降低心源性死亡和心力衰竭再住院。

三、护理与康复

1. 一般护理

(1)休息

①心功能Ⅰ级患者,可以正常活动,但应有午睡或休息时间,避免过劳。

②心功能Ⅱ级患者,可适当活动,但应有间隔休息时间,保证充足睡眠。

③心功能Ⅲ级患者,应限制活动,多注意卧床休息。

④心功能Ⅳ级患者,要绝对卧床休息,而卧床者要选择

舒适的体位:半坐位或端坐位。

当病情好转或病情稳定者,要循序渐进地恢复肢体与身体活动,以不出现或加重患者症状为原则。

(2)吸氧:有呼吸困难患者应常规吸氧每分钟 3～4L,而肺心病心衰患者必须持续低流量低浓度吸氧(每分钟 1～2L)。

(3)饮食:低热能、低盐、高维生素、清洁、易消化、不产气软食,少量多餐;适量纤维、新鲜蔬菜和水果;不宜过饱;戒烟戒酒。有水肿和(或)尿少者更要严格控制钠盐和水分的摄入。

(4)皮肤和黏膜护理:皮肤要保持干燥清洁,重症患者要定时翻身拍背,防止压疮;女性患者要定时进行冲洗会阴部;保持口腔清洁,饭后用软毛刷刷牙,及时清除食物残渣,并定时观察受压部位皮肤,适当给予按摩。

(5)保持大小便通畅:大便干燥患者可用开塞露通便,可适当给予缓泻药。

2. **病情观察**　老年心衰患者病情变化快,反应迟钝,要严密观察病情变化,定时测量心率、心律、血压、脉搏、体温;测定脉搏时要严格计数 1 分钟,并记录节律变化,准确记录出入量。

注意患者的自觉症状,水肿的消长变化,定时测量生命体征、体重和 24 小时尿量变化。

3. **严格控制诱发因素**　诱因对心衰患者的影响非常大。

(1)严格控制输液量及输液速度,防止发生肺水肿,加重心衰。输液速度每分钟低于 30 滴。

（2）严格控制患者情绪，避免过度激动和过度劳累。

（3）注意保暖，严防受凉感冒。

（4）保持大便通畅，勿用力排便。

4. 治疗配合与护理

（1）应用血管紧张素转化酶抑制药，如卡托普利、贝那普利等，应注意观察患者有无咳嗽、高血钾表现。

（2）应用β受体阻滞药，如琥珀酸美托洛尔等，应注意血压和心率变化，每分钟低于55次者要立即报告医师进行处理。

（3）应用利尿药，尽量争取日间用药，以免影响患者睡眠，并注意低钾表现及预防。

（4）应用洋地黄药物，服药前监测患者脉搏，必要时也要听心率和心律，心率低于每分钟60次或不齐，尤其出现二联律音，应停止服药，并报告医师处理。如发现洋地黄中毒时应补钾和静脉注射苯妥英钠等。

（5）应用硝酸酯类药物，要慢速静脉滴注，每分钟6～8滴，并观察血压变化。

（6）应用硝普钠时，应现配现用，避光，超过4～6小时或变色时立即更换，静脉滴注要慢，每分钟3～4滴，并严密观察血压变化。

5. 心理护理

（1）消除患者紧张、恐惧和抑郁心理是治疗心衰的重要措施。

（2）要尽力解决好患者心理上或生活中的顾虑和困难。

（3）尽可能避免一切不良刺激，让患者树立信心有利于心功能恢复。

(4)减少或消除患者负面情绪对疾病的控制与康复的影响。

四、用药监护

1. 对利尿药的用药监护　常用药物有呋塞米、布美他尼、依他尼酸等,利尿药作用于肾,通过增加 Na^+、Cl^- 等电解质和水的排出,产生利尿作用。

(1)禁忌证:妊娠期妇女禁用,对磺胺类药物过敏者禁用襻利尿药,肾衰竭和高钾血症患者禁用保钾利尿药。

(2)应用风险:电解质紊乱、肾功能不全、高尿酸血症、糖尿病、高脂血症等患者慎用利尿药。

(3)特殊人群用药监护:老年患者用药时可能发生低血压、电解质紊乱和肾功能损害的风险增加。

(4)药物不良监护

①襻利尿药不良反应

- 水、电解质紊乱,表现为低血容量、低钾血症、低钠血症、低氯性碱血症。长期应用还可能引起低镁血症。因此,应及时补充钾盐、镁盐或加服保钾利尿药。
- 耳毒性,表现为耳鸣、聋或听力减退,并呈剂量依赖性。
- 长期用药可出现高尿酸血症。
- 与磺胺类药物可发生交叉过敏反应。

②噻嗪类利尿药不良反应

- 电解质紊乱。
- 物质代谢紊乱,可致高血糖、高脂血症。
- 高尿酸血症。

• 与磺胺类药有交叉过敏反应。

③保钾利尿药不良反应

• 长期服用可引起高钾血症。

• 可致性激素不良反应,引起男性乳房女性化。

• 性功能障碍。

• 女性多毛症等。

2. 对强心苷类正性肌力药用药监护　常用药有地高辛、洋地黄毒苷、毛花苷 C 和毒毛花苷 K 等,其中后两种常用静脉制剂,适用于急性心力衰竭或慢性心力衰竭加重时。

这类药是通过抑制 Na^+-K^+-ATP 酶促进心肌细胞 Ca^{2+}-Na^+ 交换,从而增强心肌收缩力,抑制心脏传导系统、减慢心率及减少肾素分泌。

(1)禁忌证:对洋地黄过敏、肥厚型心肌病、单纯二尖瓣狭窄伴窦性心律、严重窦性心律过缓或房室传导阻滞患者禁用。

(2)应用风险:心肌缺血、缺氧患者慎用。

(3)特殊人群用药监护:妊娠期及哺乳期妇女慎用,老年人、肾功能不全、甲状腺功能减退、低钾血症患者应适当减少剂量。

(4)药物不良反应监护:洋地黄中毒表现

①胃肠道反应,如食欲减退、恶心呕吐、腹痛、腹泻。

②心律失常,室性期前收缩,多表现二联律、传导阻滞。

③神经系统反应,如头痛、失眠、抑郁、眩晕。

④视觉反应,如出现黄视或绿视。

五、健康教育

1. 强调定期复查和有效积极治疗疾病的重要性和必要

性,如高血压、冠心病、糖尿病、心肌病等。

2. 介绍预防各种诱发因素的重要性及其解决方法和措施,如预防感冒、远离污染等环境,避免过劳及情绪激动。

3. 介绍治疗与护理配合及要求,如休息与活动、饮食、用药要求及其注意事项,特别是洋地黄、利尿药、β受体阻滞药。

4. 介绍自我病情监测,及时就诊的指征(如出现呼吸困难、腹胀等)、体重、尿量、血压、脉搏等。

5. 出现发热、呼吸困难、短期内体重明显增加、少尿、脉搏过快、过缓或不整齐,均应及时就医。

6. 保持低盐、低脂、低胆固醇饮食。适当控制饮水量,避免增加心脏负担。

7. 重度心力衰竭患者应卧床休息,但要防止压疮发生。

8. 服用强心苷类药物,要严格遵医嘱服药,不可随意调整剂量。

9. 服用利尿药时,要每晨测量体重,准确记录每日尿量,如出现倦怠、乏力、恶心、腹胀等症状要及时就医。同时多食富含钾的食物,如瘦肉、香蕉等。

10. 出现食欲减退、恶心呕吐、心率少于 60 次/分,应暂停给洋地黄药物,并及时就医。

第 2 章　消化系统疾病

第一节　反流性食管炎

反流性食管炎系指由于胃和(或)十二指肠内容物反流入食管,导致食管黏膜的炎症、糜烂和纤维环等病变。本病发病高峰期年龄为 60－70 岁,国外患病的平均年龄为 61 岁,25％＞75 岁。

一、治疗指南

1. 治疗原则

(1)改变生活方式,避免进食和应用引起胃排空延迟的食物及药物。

(2)控制症状。

(3)减少复发和防止并发症。

(4)强化食管黏膜的防御功能。

2. 药物治疗

(1)减少胃食管反流

①睡眠时抬高床头 20～30 厘米,餐后保持直立位或餐后散步;避免用力提重物;避免睡前 2 小时内进餐。

②饮食应少量多餐,避免进食过饱,忌酸食、高脂肪、烟酒、咖啡、浓茶及巧克力、辛辣食品等。

③避免应用能使食管下端括约肌压力下降的药物,如阿托品、多巴胺、黄体酮、地西泮等。

(2)降低反流液的酸度

①抗酸药可以中和胃酸,增加食管腔内的酸度(pH),可致胃蛋白酶活性丧失,防止胆汁反流。

②质子泵阻滞药物有奥美拉唑每次 20～40 毫克,晨起吞服或早晚各 1 次,疗程 4～8 周;兰索拉唑每次 30 毫克,每日 1 次,口服,8 周为 1 个疗程;泮托拉唑每次 40 毫克,每日 1 次,口服,8 周为 1 个疗程;雷贝拉唑每次 20 毫克,每日 1 次,口服,6 周为 1 个疗程。

③H_2 受体拮抗药可选用西咪替丁每次 400 毫克,每日 2 次,口服;或 800 毫克,睡前顿服,8～12 周为 1 个疗程。雷尼替丁每次 150 毫克,每日 2 次,口服,8 周为 1 个疗程;法莫替丁每次 20 毫克,每日 2 次,口服,8 周为 1 个疗程;尼扎替丁每次 150 毫克,每日 2 次,口服,8～12 周为 1 个疗程。

(3)增强食管清除力,提高食管下端括约肌张力

①甲氧氯普胺每次 5～10 毫克,每日 3 次,餐前 15～30 分钟口服。

②多潘立酮每次 10 毫克,每日 3 次,餐前 15～30 分钟服用,必要时可在睡前加服 1 次。

③西沙必利每次 5～10 毫克,每日 2～3 次,口服,餐前 15～30 分钟服用。

(4)抗反流手术指征

①内科治疗无效。

②食管器质性狭窄造成吞咽困难。

③长期治疗不愈的溃疡、出血或不典型增生。

④合并食管裂孔疝者。

二、预防策略

1. 避免烫伤食管,不喝滚烫的咖啡和浓茶,少食热汤热粥。

2. 戒烟戒酒,烟、酒及某些药物,如阿托品、颠茄片、硝苯地平等进入食管,极易诱发胃-食管反流,久之可形成食管炎。

3. 积极治疗慢性食管炎,避免或少食盐腌菜和发霉食物。

4. 多食新鲜蔬菜和水果,蔬菜和水果富含维生素 C、维生素 E,可以有效抑制食管上皮增生。

5. 积极治疗原发病,如肥胖症、腹水等。

三、护理与康复

1. 一般护理

(1)饮食应给予低脂、低热能、低盐、高蛋白、高维生素及适量纤维素饮食。

(2)避免咖啡、脂肪、巧克力等诱发本病食品。

(3)必须戒烟戒酒,睡前不宜进食。

(4)于餐后 2 小时内要避免卧床,要采取立位或半卧位,抬高床头 10～20 厘米,可以防止胃肠内容物反流入食管。

(5)避免过度弯腰、穿紧身衣裤、扎紧腰带,以降低腹部压力,减少胃内容物反流。

(6)肥胖者,尤其向心性肥胖者应减肥,以减轻腹压可防止胃内容物反流。

2. 病情观察

(1)主要观察患者食管症状,如胃灼热感、反酸情况、吞咽困难、上腹部不适感或疼痛、呕血或黑粪等。

(2)还应观察食管外表现,由反流物刺激或损伤食管以外的组织或器官引起,如咽峡炎、慢性咳嗽和哮喘,有无吸入性肺炎,甚至出现肺间质纤维化、咽部异物感、棉团感或堵塞感等。

3. 并发症的观察 应注意观察有无消化道出血、Barrett 食管的发生。

4. 药物治疗配合与护理

(1)应遵医嘱正确应用各种药物的名称、剂量、用法。

(2)注意观察各种药物疗效及各种不良反应与预防。

(3)特别注意西沙必利有导致严重心律失常的可能,要严密监测。

四、用药监护

1. 对 H_2 受体拮抗药(H_2RA)的用药监护 常用药有西咪替丁、雷尼替丁、法莫替丁,这些药能减少 24 小时胃酸分泌 $50\%\sim70\%$,但不能有效抑制进食刺激引起的胃酸分泌,因此这类药只适用于轻症、中症食管反流病患者。

治疗过程的监护:由于食管反流病是一种慢性疾病且又具有慢性复发倾向,复发率可高达 $70\%\sim80\%$,为减少复发,常常需要长期治疗,而这类药应用 4 周以上时,可能出现耐药性,故长期治疗效果不佳。

2. 对质子泵抑制药的用药监护 这类药有奥美拉唑、

兰索拉唑、泮托拉唑、雷贝拉唑、埃索美拉唑等,对反流性食管炎的疗效优于 H_2RA,特别适用于症状较重有严重食管炎的患者。

(1)疗效评估:对于初治患者,应在 2 周时监测其症状及有无不良反应,对于维持治疗的患者有三个用药方法可以选择:即维持原剂量或减量、间歇用药、按需治疗。要依据患者自觉症状及食管炎分级来选择药物及剂量。

(2)老年人用药监护:老年患者治疗基于安全性和减少药物相互作用考虑,应首先选择泮托拉唑,次选雷贝拉唑或埃索拉唑,如果老年患者应用氯吡格雷等药物,首先考虑使用雷贝拉唑,次选埃索美拉唑。

3. 对促进胃肠动力药的用药监护 这类药的作用是增加食管下括约肌压力,改善食管蠕动功能,刺进胃排空,从而达到减少胃内容物食管反流及减少其在食管内的暴露时间。治疗本病的药物主要是西沙必利、莫沙必利,而莫沙必利能够减少患者反流时间,起效速度快,体内不易蓄积,而且不能引起明显 QT 间期延长。

(1)适应证:用于不能长期使用抑酸药治疗的患者,常与抑酸药和质子泵抑制药合用治疗食管反流病。

(2)禁忌证:多潘立酮片禁用于妊娠期或准备妊娠的妇女、青光眼患者、胃肠出血、肠梗阻或肠穿孔患者。

(3)药物不良反应监护:莫沙必利可能出现腹泻、嗜酸性粒细胞增多、三酰甘油升高、转氨酶升高等。

五、健康教育

1. 强调维持良好心态可促进本病康复和预防复发的重

要性。

2. 保持良好的心情,心胸开阔,减少和消除各种精神刺激。

3. 介绍养成良好的饮食与生活习惯的目的和意义,并解释具体要点与配合。

4. 强调餐后避免立即卧床,必须采取立位和(或)半坐位的目的意义和具体要求。

5. 出现症状加重或出血、黑粪或腹痛时,应及时就医诊治。

6. 介绍低脂、高蛋白饮食;少量多餐;戒烟戒酒,不饮用浓茶、咖啡。

7. 避免身体过度肥胖,保持大便通畅,衣着宜宽松。

8. 禁用茶碱、安定药、麻醉药、黄体酮。进餐后 3 小时睡眠。

9. 患者要提高用药依从性,按时服药,按医嘱调整用药剂量。

10. 应用促胃动力药时,一般在饭前 15～30 分钟服用,间隔 0.5～1.0 小时再服用抑酸药,以达到最佳治疗效果。

第二节　慢性胃炎

慢性胃炎是由多种原因所导致的胃慢性炎性疾病,为老年人常见的慢性疾病。随着年龄的增长慢性胃炎的发病率有增加的趋势。50 岁以后的有 50% 以上的人患有慢性胃炎。老年人的慢性胃炎与胃癌的发生有密切关系。因此,对老年人的慢性胃炎应予以高度重视。

一、治疗指南

1. 治疗原则

(1)祛除多种病因。

(2)应强调全面、综合治疗。

(3)应用药物对症治疗。

(4)慢性萎缩性胃炎伴有重度异常增生患者应考虑手术治疗。

2. 一般治疗

(1)保持身心健康,生活应有规律,戒除烟酒,勿暴饮暴食。

(2)避免饮浓茶、浓咖啡。

(3)对于精神紧张、焦虑、忧伤及失眠者,可给予镇静药。

3. 药物治疗

(1)消除幽门螺杆菌感染:具有杀灭幽门螺杆菌的抗菌药如下。克拉霉素每次500毫克,于早晚饭后服用,7～14日为1个疗程;阿莫西林每次1.0克,于早晚饭后服用,7～14日为1个疗程;甲硝唑每次400毫克,于早晚饭后服用,7～10日为1个疗程;替硝唑,每次1.0克,于早晚饭后服用,疗程为7～10日;四环素每次0.75克,于早晚饭后服用,疗程为7～10日;呋喃唑酮每次100毫克,每日2次,疗程为7～14日。

(2)抑酸药:西咪替丁每次400毫克,每日2次;或800毫克,睡前服用;雷尼替丁每次150毫克,每日2次,口服;法莫替丁每次20毫克,每日2次,口服;尼扎替丁每次150毫克,每日2次,口服;奥美拉唑,每次20毫克,每日1～2次,口服;兰索拉唑每次30毫克,每日1次,口服;泮托拉唑每次

40 毫克,每日 1 次,口服;雷贝拉唑每次 10～20 毫克,每日 1 次,口服。

(3)黏膜保护药:埃索美拉唑每次 240 毫克,每日 2 次,口服;硫酸铝每次 1.0 克,每日 3～4 次,饭前 1 小时及睡前嚼服。

(4)胃动力药:甲氧氯普胺每次 5～10 毫克,每日 3 次,饭前 30 分钟服用;多潘立酮每次 10 毫克,每日 3～4 次,饭前 15～30 分钟服用;西沙必利每次 5～10 毫克,每日 2～3 次,饭前服用;莫沙必利每次 5 毫克,每日 3 次,饭前服用;红霉素每次 250 毫克,每日 1 次,口服,必要时可增加至每日 3 次。

(5)其他用药:有萎缩性胃炎者,可给予维生素 B_{12} 每日 25～100 微克;叶酸每次 5～10 毫克,每日 3 次,口服。

二、预防策略

应对慢性胃炎,最重要的是"三分治,七分养",首先要根据情况判断是否有必要用药根除幽门螺杆菌。其次,日常生活中要注意以下几点。

1. 保持精神愉快　精神抑郁或过度紧张和疲劳,容易造成幽门括约肌功能紊乱,胆汁反流而发生慢性胃炎。悲伤、抑郁、紧张、焦虑均可影响胃肠的正常蠕动,抑制胃液分泌,影响胃的功能。老年患者应克服不良情志的影响,力戒过度忧、思、恼、怒,保持心态平和。每天可以适度运动,如散步、打太极拳、做养生功等,提高免疫力,保持精神愉悦。

2. 戒烟忌酒　烟草中的有害成分能促使胃酸分泌增加,对胃黏膜产生有害的刺激作用,过量吸烟会引起胆汁反流。过量饮酒或长期饮用烈性酒能使胃黏膜充血、水肿,甚至糜烂,慢性胃炎发生率明显增高。白酒多喝伤肝,啤酒多喝伤胃,应尽量节制。红酒可适当喝一些,但不宜过多。老年患者应戒烟忌酒。

3. 养成良好的饮食习惯

(1)三餐要定时:早餐要吃好,午餐要吃饱,晚餐要吃少。早餐时间,经过一夜的休息,早晨阳气活动开始旺盛,胃中处于空虚状态,急需补充营养,吃早餐可以满足上午的工作需求,为上午的工作提供更好的精力。

(2)吃东西不要过急:很多人一顿饭3分钟、5分钟搞定,有些食物没多咀嚼就直接入胃,加重胃的负担,时间长了胃病就来了。所以,尽量要细嚼慢咽。细嚼慢咽能充分发挥牙齿的机械作用和唾液的润滑作用,从而减轻胃的负担;而狼吞虎咽却直接地加重胃的负担,并且有可能引起呛咳、打嗝等不良反应,造成患者的痛苦。饮食要平和一点,不贪吃有刺激性的,或太烫、太咸、太甜的食物,已有胃病的人群,生冷、不易消化的食物不宜多吃。吃过冷、过热、过甜、过咸的饮食都会对胃造成伤害,加重胃的负担。过冷的食物不仅不易消化与吸收,而且会促进胃酸分泌增多,并直接刺激炎症病灶;过甜的食物容易使胃酸分泌增多,都不利于胃的消化吸收,所以吃饭时要有个度,不要因为喜欢某种饮食而刻意加重口味。油腻的食物会延长胃的排空,而辛辣的食物会对胃黏膜产生刺激,两者都会引起或加重慢性胃炎的病情。忌服浓茶、浓咖啡等有刺激性的饮料。

(3)切勿暴饮暴食:暴饮暴食不仅增加胃的负担,还容易引起急性胃扩张,有可能造成胃酸分泌的紊乱,甚至还会导致胃出血。

（4）多食高蛋白、高维生素食物：高蛋白食物及高维生素食物可保证机体内各种营养素的充足，防止贫血和营养不良，如瘦肉、鸡、鱼、肝肾等内脏及绿叶蔬菜、番茄、茄子、大枣等。注意食物酸碱平衡，当胃酸分泌过多时，可喝牛奶、豆浆，吃馒头或面包以中和胃酸；当胃酸分泌减少时，可用浓缩的肉汤、鸡汤、带酸味的水果或果汁，以刺激胃液的分泌，帮助消化。要避免食用引起腹胀气和含纤维较多的食物，如豆类和豆制品、蔗糖、芹菜、韭菜等。当患有萎缩性胃炎时，宜饮酸奶，因为酸奶中的磷脂类物质能对胃黏膜起到保护作用，增加胃内的酸度，抑制有害菌分解蛋白质产生毒素，同时使胃免遭毒素的侵蚀，有利于胃炎的治疗和恢复。

三、护理与康复

1. 一般护理

（1）要避免过劳，注意休息，劳逸结合，保证充分睡眠。

（2）规律饮食，要选择高维生素、高蛋白、易消化食物，避免粗糙、辛辣、坚硬的食物，要少量多餐，避免暴饮暴食。

（3）避免进食过冷或过热食品，以减轻对胃黏膜刺激。

（4）不吃或少吃烟熏、腌制食物，减少食盐摄入量。

（5）对 B 型萎缩性胃炎患者不宜摄入醋类酸性食物，甚至使用盐酸药以减轻 H^+ 的反弥散。

（6）多吃新鲜蔬菜、水果，戒烟，戒酒和少饮浓茶、浓咖啡等。

2. 病情观察

（1）注意观察腹痛部位、性质及其变化规律。

（2）严密观察呕吐物、粪便量、颜色。

（3）注意观察患者的营养情况，并做好记录，以观察其变化规律。

3. 心理护理

（1）向患者介绍慢性胃炎的发病病因、诱因及临床表现等常识。

（2）应对慢性胃炎患者精神生活给予足够重视，帮助建立积极健康的生活态度，以安度晚年。

（3）如果治疗正规，护理及时得当，可取得患者满意疗效。

（4）协助患者消除其紧张、焦虑、恐惧心理，积极配合治疗。

（5）对于长期失眠者，可口服温和安眠药。

（6）对有恐"癌"心理患者，应使其正确理解本病的演变过程，树立治疗信心。

4. 药物治疗与护理

（1）按医嘱用药，注意观察药物疗效及不良反应，并做好记录，出现不良反应要及时处理。

（2）向患者说明幽门螺杆菌感染与慢性胃炎发生的关系，使其积极接受治疗。

（3）应向患者指出，慢性浅表性胃炎经正确治疗可完全消失。

（4）慢性萎缩性胃炎重度病变者，应定期随访。

四、用药监护

1. 对助消化药的用药监护　助消化药是促进胃肠消化

过程的药物,是消化液的主要成分,在消化液功能不足时,可发挥替代作用,也可促进消化液的分泌。临床常用消化药有胰酶、乳酸菌素、乳酶生、复方消化酶、胃蛋白酶等。

(1)适应证:慢性胃炎伴有与进食相关的腹胀、食欲减退、消化不良等。

(2)禁忌证

①胰酶禁用于对猪肉过敏者、急性胰腺炎早期、胆管梗阻者。

②复方消化酶禁用于急性肝炎、胆管完全闭锁者。

③胃蛋白酶禁用于胃及十二指肠溃疡伴出血者。

(3)药物相互作用监护

①胰酶不宜与酸性药物同服,与等量碳酸氢钠同服可增高疗效。

②不宜与铋剂、鞣酸、药用炭、酊剂同服,能吸附乳酸菌素,减弱其作用。

③消化酶与铝制剂同服,可减弱消化酶疗效。

④在碱性环境中服用胃蛋白酶,其活性降低,不宜同服,不宜与抑酸药同服,不宜与铝制剂同服,二者相拮抗。

(4)药物不良监护

①胰酶可致肛周疼痛、消化道出血、腹泻、便秘、胃不适感、恶心、皮疹、颈部酸痛。

②复方消化酶可引起呕吐、腹泻、便秘、口内不适感。

五、健康教育

1. 避免进食坚硬、粗糙、纤维过多和不易消化食物。

2. 避免进食过酸、过辣、过咸和过热饮食。

3. 养成细嚼慢咽、定时定量,并少量多餐饮食习惯。

4. 忌烟酒、浓茶、咖啡,避免应用损伤胃黏膜药物,如解热镇痛药;防止胆汁反流。

5. 在治疗前向患者强调根除幽门螺杆菌的必要性,并避免再用抗菌制剂、铋制剂,以免可能干扰幽门螺杆菌检测结果。

6. 在治疗过程中向患者说明根除幽门螺杆菌方案联合用药的必要性。

7. 必须向患者说明:每日早、晚餐前服用质子泵抑制药,必须整片吞服,不得将药品咬碎或压碎,至少用 50 毫升水送服。

8. 必须告诉患者铋剂应和抗生素服用间隔至少 30 分钟,铋剂宜在三餐前和晚上服用。

9. 注意助消化药不良反应,胰酶片有过敏体质者慎用;牛奶过敏者慎用乳酸菌素片;乳酶生不可用开水冲服。

10. 复方消化酶服用时可将胶囊打开服用,但片剂不可嚼碎服用。

第三节　消化性溃疡

老年人消化性溃疡的病情多较青壮年人严重,但临床表现往往不典型,且并发症多,传统治疗疗效又较差,手术治疗又受到限制。故老年消化性溃疡死亡率有增高趋势,因而应给予足够的重视,老年消化性溃疡的预防非常重要。有时难以区分是胃溃疡或十二指肠溃疡,故诊断为消化性溃疡。如能明确溃疡在胃就称胃溃疡,溃疡在十二指肠就诊断为十二指肠溃疡,而不诊断为消化性溃疡。

一、治疗指南

1. 治疗原则

(1)减少胃酸和胃蛋白酶分泌。

(2)积极治疗幽门螺杆菌感染。

(3)应用保护胃黏膜药物。

(4)积极治疗并发症。

2. 一般治疗

(1)应少量多餐,食物易消化,少食或避免进食粗糙、有刺激性食物。

(2)生活要规律,保持乐观心态。

(3)消除精神紧张,长期失眠者,必要时应用镇静药。

3. 药物治疗

(1)抗酸药:甘羟铝每次 0.5 克,每日 3 次,饭后 1 小时服用;铝碳酸镁片每次 1 克,每日 3～4 次,饭后 1～2 小时或睡前服用;氢氧化铝每次 0.6～0.9 克,每日 3 次,于饭前 1 小时服用。这类药常与 H_2 受体阻滞药联用。

(2)抑制胃酸分泌药:西咪替丁(甲氰咪胍)每次 400 毫克,每日 2 次;或 800 毫克,睡前服用,4～8 周为 1 个疗程。雷尼替丁每次 150 毫克,每日 2 次,6～8 周为 1 个疗程;法莫替丁每次 20 毫克,每日 2 次,早晚饭后或睡前服用,4～6 周为 1 个疗程;奥美拉唑每次 20 毫克,每日 1～2 次,晨起吞服,或早晚各服 1 次,2～4 周为 1 个疗程;兰索拉唑每次 30 毫克,每日 1 次,4～6 周为 1 个疗程;泮托拉唑每次 40 毫克,每日 1 次,早餐前服用,2～4 周为 1 个疗程;雷贝拉唑每次 10～20 毫克,每日 1 次,每日晨服,1～8 周为 1 个疗程。

(3)根除幽门螺杆菌感染:治疗方案见表 2-1。

表 2-1　根除幽门螺杆菌感染的三联和四联方案

	根除药物	标准三联疗法	标准四联疗法
质子泵抑制药	奥美拉唑	①奥美拉唑 20 毫克,每日 2 次	①奥美拉唑 20 毫克,每日 2 次
或铋剂	兰索拉唑		
(选择 1 或 2 种)	枸橼酸铋钾		②枸橼酸铋钾 240 毫克,每日 2 次
抗生素	克拉霉素	②克拉霉素 250～500 毫克,每日 2 次	
(选择 2 种)	阿莫西林	③阿莫西林 1000 毫克,每日 2 次	③阿莫西林 1000 毫克,每日 2 次
	甲硝唑	或甲硝唑 400 毫克,每日 2 次	④甲硝唑 400 毫克,每日 2 次
推荐疗法		7 天,10 天或 14 天	

(4)保护胃黏膜治疗:硫酸铝每次 1.0 克,每日 4 次,饭前 1 小时或睡前服用;枸橼酸铋钾每次 240 毫克,每日 2 次,早饭前半小时或睡前服用,4～8 周为 1 个疗程;米索前列醇每次 200 微克,每日 4 次,饭前或睡前服用,4～8 周为 1 个疗程。

二、预防策略

1. 不宜常吃腌制食品　腌制食品含有很多盐,摄盐过多对人体有害,既使人患高血压,也可导致胃溃疡、胃癌的发生。目前,我国居民每天吃进食盐达 10～15 克,东北高达 18～19 克,而国际标准每人每天 5～6 克。另一方面腌制肉类加入防腐剂(主要是亚硝酸钠),当条件适宜时可能能够合成致癌物亚硝胺。

2. **饮食不能经常过热、过烫**　因为食物过热、过烫会损伤口腔、舌、咽部、食管及胃黏膜,引起炎症和上皮细胞增生致胃黏膜溃疡。

3. **防止暴饮暴食**　吃进油腻食物太多,不仅不易消化,饮食过量将加重本已功能减弱的胃肠负担。因此,要控制食量,保护胃肠功能,防止溃疡发生。

4. **进食要细嚼慢咽**　食物在口中经过咀嚼被撕碎、切断、研磨,同时腮腺、舌下腺、颌下腺 3 对唾液腺分泌大量黏稠的唾液,使食物变得温润而便于吞咽。唾液中还含有溶菌酶等 10 多种酶、维生素和多种有机酸、无机盐、激素、免疫球蛋白,不仅有保护口腔、胃黏膜作用。因此,专家建议每一口食物最好咀嚼 30～50 次。

5. **日常少食多餐,避免睡前加餐**　少食可以使胃窦扩张较轻,胃泌素分泌减少,使胃酸严重减少,降低胃酸对胃黏膜损伤。睡前进食后可继发胃酸分泌增多,损伤胃黏膜,引起消化不良、反酸而引起胃部不适或胃疼。

6. **养成喝牛奶的习惯**　牛奶除对人体有营养作用外,还可对胃黏膜起保护作用,又可预防结肠癌、直肠癌的发生。牛奶中含有一种磷脂物,能在胃黏膜表面形成很薄的水层,这个水层既能抵抗外来侵犯因子对胃黏膜的损害,又能促进溃疡病灶的愈合。牛奶中的蛋白质以酪蛋白为主,还有乳清蛋白,消化吸收好,是老年人的最佳食品。

不要空腹喝牛奶。因为牛奶的蛋白质要经过胃和小肠的分解形成氨基酸后才被人体吸收,而早上空腹喝牛奶,在胃肠内很快排空,牛奶还来不及消化就排到大肠了,不利于蛋白质的吸收和消化。因此,喝牛奶时最好吃一些淀粉类食品,如面包、饼干等,才有助于牛奶消化吸收。

7. 过食辛辣食物有损胃黏膜　辣椒有健胃、助消化的作用,因为辣椒含有一种叫辣椒素的成分,对口腔及胃肠有刺激作用,能增强胃肠蠕动,促进消化液分泌,增加胃黏膜血流量,加快胃黏膜代谢,以增进食欲。但是,过多的辣椒素会刺激胃肠黏膜,使其产生充血、水肿,甚至黏膜糜烂、溃疡、蠕动加快,胃酸分泌过多,引起腹痛、腹泻、肛门烧灼剧痛,加重胃炎、胃溃疡病情,出现烧灼感、反酸等。辛辣食物还会使大肠吸收水分作用增强,使粪便干硬,引起便秘,并促使痔出血。

8. 慎用解热镇痛消炎药　长期服用解热镇痛抗炎药,如阿司匹林、对乙酰氨基酚、吲哚美辛、双氯芬酸、布洛芬、吡罗昔康、美洛昔康等,会产生胃肠道不良反应:胃黏膜糜烂、溃疡、出血、穿孔或胃肠道梗阻等,并阻碍溃疡愈合,增加溃疡复发率和出血等。美国有 $5\% \sim 25\%$ 胃及十二指肠溃疡与长期服用解热镇痛抗炎药有关。因此,中老年人要慎用这些药物,可以预防消化性溃疡的发生,也有助于溃疡愈合,并防止并发症的发生。

9. 积极根除幽门螺杆菌感染　根除幽门螺杆菌感染方案可分为质子泵抑制药为基础和胶体铋剂为基础的方案两大类:一种质子泵或一种胶体铋加上克拉霉素、阿莫西林(或四环素)、甲硝唑(或替硝唑)3 种抗生素中的任选两种,组成三联方法。见表 2-2。

表 2-2　根除幽门螺杆菌感染三联疗法

质子泵抑制药或胶体铋剂	抗生素
奥美拉唑　40 毫克	克拉霉素每日 500～1000 毫克
兰索拉唑　60 毫克	阿莫西林每日 1000～2000 毫克
枸橼酸铋钾（胶体次枸橼酸铋）每日 480 毫克	甲硝唑每日 800 毫克
（选择 1 种）	（选择 2 种）
上述剂量分 2 次口服，疗程 7 日	

10. 不吸烟、不饮酒　烟草及烟草燃烧的烟雾中含有多种致癌物，这些致癌物不仅与肺癌的发生有关，也与胃溃疡、胃癌有关。每日吸烟量愈多，吸入得愈深，开始吸烟年龄愈小，吸烟年代愈长，所吸香烟的焦油量愈多，诱发胃部损伤愈大。

酒类饮料的化学成分十分复杂，除乙醇外，还有上千种成分，其中夹杂着的危害物很多，仅乙醇可以使胃黏膜上皮细胞蛋白质变性，引起胃黏膜糜烂、溃疡、出血和癌症的发生。因此，中老年要不吸烟、不饮酒。

三、护理与康复

1. 一般护理

（1）在溃疡病活动期应卧床休息，保证充分睡眠，避免不良的精神刺激。

（2）宜给予清淡、易消化、无刺激性的半流饮食，且少量多餐，不宜过饱。

（3）待症状缓解后逐步过渡到普食,但忌食过冷、过热、过硬、辛辣或产气过多的食物和饮料,也不宜进食过咸食物。

（4）避免饮浓茶、咖啡,牛奶和豆浆虽能暂时稀释胃酸,但其所含钙和蛋白质能刺激胃酸分泌,故不宜多饮。

（5）宜戒烟戒酒,可减少胃酸分泌,有利于溃疡愈合。

2. 病情观察

（1）本病临床表现不一,尤其老年患者,可以无任何症状。因此,应密切观察病情变化。

（2）观察患者腹部疼痛规律、性质及伴随症状。

（3）观察患者有无出血、黑粪及其量、持续时间等。

（4）观察患者病史、发病季节及有无规律性,发作时与情绪有无关系。

3. 治疗配合与护理

（1）上消化道大出血

①患者应采取平卧位,禁食。

②迅速建立有效静脉通路,遵医嘱快速扩容,配血并尽快给予输血;或遵医嘱用冰盐水洗胃并在胃内保留。

③密切观察病情变化,有无呕吐、黑粪。

④每 15～30 分钟测量血压、脉搏、呼吸、神志改变和周围循环状态。

⑤留置导尿并测量每小时尿量,及时报告医师。

（2）幽门梗阻

①轻症者可进流质饮食。

②重症患者必须禁食,可持续胃肠减压。

③密切观察呕吐物性质、气味和呕吐量,准确记录出入量。

④遵医嘱给予输液、输血,并注意补液速度,不可过快过多,防止肺水肿,以保证机体需要为准。

⑤每日用温盐水或2%碳酸氢钠溶液洗胃,以清除胃内潴留,减轻胃壁水肿。

(3)药物治疗配合与护理

①按时给患者服药,并密切观察疗效和药物不良反应。

②老年人由于长期口服镇痛药,可诱发消化性溃疡,妨碍溃疡愈合,增加溃疡复发和出血,必须让患者停止服药。

(4)心理护理

①应加强与患者多沟通,了解其年龄、家庭环境、生活水平、文化程度、工作经历,以便有效进行防治及用药。

②对患者进行有针对性的解释与开导,增强对本病的认知程度,以更好配合治疗。

③耐心消除患者紧张情绪及恐惧心理,以有利于积极配合治疗。

④对焦虑不安患者,除给予开导外,必要时可给予镇静药。

四、用药监护

1. 对抗酸药的用药监护 常用的非吸收性抗酸药有氢氧化铝、复方氢氧化铝片、铝碳酸镁、碳酸钙等。在非吸收性抗酸药中以铝碳酸镁为临床上常用,本药可与胃酸充分反应,酸反应率可达98%～100%。而氢氧化铝凝胶和三硅酸镁除能中和胃酸外,还能在溃疡面上形成一层保护性薄膜,可减少胃酸和胃蛋白酶对溃疡面的腐蚀与消化作用。

对消化性溃疡的镇痛效果较好,但可增加胃泌素分泌而减轻抑酸作用,不利于溃疡愈合,目前很少单独应用,但可作为镇痛和辅助用药。

2. 对质子泵抑制药的用药监护　临床常用的药物有奥美拉唑、兰索拉唑、泮托拉唑、雷贝拉唑和埃索美拉唑。

(1)适应证:本药用于治疗消化性溃疡,但要评估是否同时有幽门螺杆菌感染。

①未合并幽门螺杆菌感染者,通常采用标准剂量的质子泵抑制药,每日 1 次,早餐前半小时口服。

②合并幽门螺杆菌感染者,需要用以质子泵抑制药为主的抗幽门螺杆菌的三联或四联治疗方案。

③对于急性消化性溃疡伴出血者,应尽早并大剂量应用质子泵抑制药,可静脉注射后持续滴注或增加给药频次。

④反复发作或抑酸治疗无效的消化性溃疡者,应用质子泵抑制药联合胃黏膜保护药。

(2)禁忌证:质子泵抑制药可掩盖胃癌症状,用药前应排除胃癌。

3. 对胃肠黏膜保护药用药监护　常用药有胶体铋剂,如枸橼酸铋钾、米索前列醇、硫酸铝、麦滋林等。

(1)适应证:主要用于胃溃疡、十二指肠溃疡、慢性溃疡病等。

(2)禁忌证:严重胃功能不全、胃酸缺乏症、青光眼、哮喘、前列腺素过敏者。

(3)特殊人群用药监护:老年人、肾功能不全者慎用铋剂;妊娠期妇女禁用铋剂。

(4)用药不良反应:舌苔及粪便呈黑色,恶心呕吐,便秘或腹泻,偶有过敏反应。

五、健康教育

1. 一般教育　教育患者改变不良生活方式和生活习惯是治愈溃疡的基础,因为这些因素影响消化性溃疡的发病。

(1)应选择高营养、高热能、高维生素、低脂、低盐、易消化饮食,进餐时间应规律。

(2)必须戒烟戒酒,戒浓茶和咖啡等。

(3)避免食用辛辣刺激性食物,如洋葱、大蒜、辣椒等。

(4)避免饮用碳酸饮料。

(5)精神要放松,避免紧张、焦虑及恐惧心理,防止情绪激动。

(6)避免过度劳累,保证充分睡眠,避免熬夜。

(7)消化性溃疡活动期,避免过度活动,充分卧床休息。

2. 抗酸药用药教育　复方氢氧化铝抗酸药应于餐后 1 小时服用,以利中和餐后高胃酸,睡觉前加服 1 次,疗效更好。

3. H_2 受体拮抗药的用药教育

(1)H_2RA 治疗消化性溃疡,餐后口服较餐前口服效果更好,每日下午或临睡前 1 次口服。

(2)H_2RA 能引起幻觉、定向力障碍,故司机、高空作业者、精密仪器操作者应慎用。

(3)吸烟可延缓溃疡愈合,并降低西咪替丁和其他抗溃疡药效果。

4. 质子泵抑制药的用药教育

(1)消化性溃疡常规治疗是以口服药为主,每日早、晚餐前服用。质子泵抑制药,必须整片吞服,不得将药片嚼碎或压碎,至少用 50 毫升水送服。

(2)如果错过服药时间,可立即补服,不能一次服用双倍剂量。

(3)胃烧灼感患者服用本药 14 天症状未改善者应咨询医师。

5. 胃肠黏膜保护药用药教育

(1)金属铋制剂连服不可超过 8 周。

(2)习惯性便秘患者禁用含铝黏膜保护药,糖尿病患者慎服用。

(3)米索前列醇可引起腹泻;妊娠期妇女忌用,可致子宫收缩。

第四节 胆 石 症

胆石症是指在胆管系统中任何部位发生的结石。但因结石所在部位不同及是否合并梗阻和(或)感染,其临床表现又不尽相同。可以完全没有任何临床表现到慢性上腹痛、消化不良、胆绞痛、高热、黄疸,甚至休克。

胆石症是一种常见病,发病率为 5%~10%,老年胆石症的发病率为 30%~70%,而有临床表现者只有 4.6%,多数人是无临床表现的静止胆石。但人类胆石随年龄增长而增多,胆石症的发生与种族、遗传有密切关系。

一、治疗指南

1. 治疗原则

(1)控制饮食:要禁止摄入动物性脂肪,但植物性脂肪有利于利胆,使胆汁流出,可适当摄入。

(2)控制胆绞痛:严重胆绞痛者应禁食、胃肠减压、静脉补液,并给予解痉药,如硝酸甘油酯舌下含化,也可给予阿托品肌内注射。

(3)给予镇痛药:可给予盐酸哌替啶或美沙酮。镇痛药与解痉药联合应用可加强镇痛作用。

2. 对结石的治疗

(1)溶石疗法

①口服溶石药:鹅去氧胆酸每日 13～15 毫克/千克体重,分 2 次口服;熊去氧胆酸,每日 10 毫克/千克体重,分 2～3 次口服,疗程为半年以上。

②胆管直接灌注溶石药:灌注途径可以经鼻-胆引流管、经皮经肝胆管引流管、胆管术后 T 管等。根据不同性质的结石选用不同药物。

(2)机械取石法:主要用内镜及取石篮取石。方法有纤维胆管取石;十二指肠乳头切开术;经口胆管镜取石;经皮经肝途径纤维胆管镜取石。

(3)体外震波碎石:适用于有症状的胆结石,复发率较高,3～4 年复发率为 50%。

(4)外科手术治疗:手术适应证如下。

①胆管结石伴严重梗阻、感染、中毒性休克或有肝并发症者。

②反复发作的梗阻和感染,经非手术治疗无效者。

③B 超或 X 线摄影发现胆管巨大结石(直径＞2 厘米),非手术疗法难以奏效者。

④胆管结石反复发作,胆囊管结石梗阻引起胆囊积液、

积脓、急性化脓性或坏疽性胆囊炎、胆囊穿孔等。

（5）抗感染治疗：胆石嵌顿常引起胆管内细菌繁殖发生胆管炎及全身感染，故应抗感染治疗。常用的有氨苄西林、庆大霉素、先锋霉素及甲硝唑，多选用 2～3 种抗菌药联合治疗，疗程要长，体温正常后继续用药 5～7 日。

（6）无症状胆结石的治疗：无症状胆结石一般不用治疗。但出现下列病态要进行治疗：糖尿病患者；胆囊造影胆囊不显影者；钙化胆囊者；胆管内有巨大结石者。

二、预防策略

老年人饮食宜清淡，避免饱餐或摄入大量脂肪或蛋白质食物；老年人每日要饮水 1000～1500 毫升；适当活动，避免长时间静卧；积极治疗急慢性胆管疾病；患有蛔虫症者应及时驱虫治疗。

1. 积极治疗急性胆囊炎　细菌感染可能是无胆囊炎结石的急性胆囊炎的主要发病原因，但绝大多数胆囊结石可引起急性胆囊炎，而感染是继发的。药物治疗主要为抗感染治疗，多为革兰阴性菌，故选用药效较强的氨苄西林、头孢菌素、氨基糖苷类，通常选用 2～3 种抗生素联合治疗。积极治疗急性胆囊炎，严防变成慢性胆囊炎，而慢性胆囊炎又是胆结石形成的主要原因。

2. 积极治疗慢性胆囊炎　慢性胆囊炎的 70％有胆囊结石存在，治疗原则是紧急手术解除胆管梗阻并减压引流。

3. 有蛔虫者要驱虫治疗　因为蛔虫易钻入胆管，不仅引起上腹绞痛并合并胆管感染，日后又易形成胆结石，故应用左旋咪唑彻底驱除蛔虫。

4. 肥胖者应减肥可以预防胆结石　应进行饮食治疗，不主张半饥饿或禁食疗法，采用低热能平衡饮食疗法的原则，在限制总热能的基础上保持蛋白质、糖类和脂肪比例，以每日体重减轻 0.5～1.0 千克为宜。运动疗法是中老年肥胖者减肥的基本措施，长期坚持，运动时心率不超过（170－年龄）次／分，运动后精力充沛，无明显疲劳感为宜。

5. 有效治疗高脂血症　高脂血症是胆石症的主要原因之一。主要采取饮食治疗、体育活动及药物治疗三结合。控制进食，予以低脂低糖饮食。根据血脂情况，给予降脂药物，坚持长期体育活动是最好的选择。

6. 积极控制血糖是糖尿病患者预防胆结石的基础　糖尿病患者由于胰岛素作用不足等原因，可导致脂蛋白酶活性下降，引起血浆乳糜颗粒和三酰甘油增多，血脂增高又易导致胆结石。因此，要限制总热能和降低糖的比重，对于肥胖者应逐步降低体重，至标准体重±5%，并坚持适量的运动。根据血脂情况选用降脂药物治疗。

7. 调节饮食结构　中老年人应选择清淡低脂食物，烹调时多用植物油，限制高胆固醇类食品，如动物内脏。忌用一切酒类、饮料及刺激性食物。

8. 其他　长期口服避孕药、妊娠者也易患胆结石，应限制高脂肪饮食，适当体育运动，定期做 B 型超声检查胆囊情况，可早发现、早治疗、早预防胆结石。

三、护理与康复

1. 一般护理

（1）卧床休息，协助患者采取舒服体位，指导其进行有规律的深呼吸,达到缓解和减轻疼痛的目的。

(2)合理饮食,指导患者进食清淡饮食、低脂食物。

(3)病情严重者予以禁食、胃肠减压,以减轻腹胀、腹痛。

(4)不能进食者,应遵医嘱补充液体与电解质,维持水、电解质、酸碱平衡。

(5)观察患者对手术的心理反应,有无烦躁不安、焦虑、恐惧的心理。向患者和家属说明手术的重要性、疾病转归,以清除患者的顾虑,积极配合手术。

2. 病情观察

(1)严密监测患者体温、脉搏、心率及心律、呼吸、血压等。

(2)严密观察腹部症状及体征,如腹痛程度、性质及腹部体征变化。

(3)严密观察患者腹痛与饮食、体位、睡眠的关系,为进一步治疗和护理提供依据。

3. 对症护理

(1)缓解疼痛,指导患者采取舒适体位卧床休息,分散患者注意力。

(2)对诊断明确的剧烈疼痛者,可遵医嘱给予消炎利胆、解痉镇痛的药物,以解除疼痛。

(3)出现黄疸患者,为减轻皮肤瘙痒,可用温水擦洗皮肤,保持皮肤清洁、干燥。

(4)严防皮肤破损感染,应帮助患者剪指甲或戴手套,防止抓破皮肤。

(5)遵医嘱给予止痒药,如用炉甘石洗剂涂搽。

4. 术前准备

(1)向患者介绍手术优缺点及操作步骤,以消除患者的焦虑紧张心理,使其积极配合治疗。

(2)入院后宜低脂饮食,术前禁食8～12小时。

(3)严格备皮,用肥皂水清洗脐部皮肤,再用松节油或液状石蜡清洗污垢。

(4)做好呼吸道准备,术前指导患者进行呼吸功能锻炼,严防感冒,戒烟戒酒,以减少呼吸道分泌物,有利于术后早日康复。

5.术后护理

(1)根据麻醉方式安置患者采取适当体位,待麻醉清醒血压平稳后改半坐位,指导患者有节律地深呼吸,以放松和减轻疼痛。

(2)在未恢复进食前,以胃肠外途径补充营养;恢复进食后,应鼓励患者从清淡流质饮食逐步改为高蛋白、高热能、高维生素和低脂饮食。

6.病情观察

(1)密切观察患者神志、生命体征、每小时尿量、腹部体征及引流液颜色、量及性状,高度警惕胆瘘的发生。

(2)定时观察患者血常规、水与电解质、血气分析、心电图等检测结果的变化。

7.并发症的护理

(1)出血:观察患者生命体征、腹部体征、伤口渗血、引流液的颜色、量及其性状。发现患者面色苍白、出冷汗、脉搏细弱、血压下降,腹腔引流大量血性液体,应主动报告医师并配合抢救。

(2)胆瘘:患者可出现发热、腹胀、腹痛、腹膜刺激征等表现。严密观察腹部体征及引流情况,发现胆瘘患者应取半卧位,充分引流胆汁,保证引流通畅,并及时更换敷料,保护好皮肤,遵医嘱补液,维持水、电解质及酸碱平衡。

四、健康教育

1. 饮食指导　告知患者要进行低脂肪、高糖、高蛋白、高维生素、易消化的饮食。忌油腻食物,宜少量多餐,避免过饱,避免肥胖。

2. 生活习惯指导　告知患者应劳逸结合,严防过度劳累,消除精神高度紧张。

3. 后续治疗　行非手术治疗及行胆囊造口的患者,应遵医嘱坚持治疗,定期复查,以确定是否手术治疗和手术时机。

第五节　胃　癌

胃癌是指发生在胃上皮组织的恶性肿瘤,占消化道肿瘤的第 1 位,其病死率占各种癌症的首位,任何年龄均可患胃癌,以 50－60 岁居多。胃癌早期 70% 以上无临床表现,故易漏诊。胃癌病情进展较快,易转移和复发,预后差,出现症状后若不经治疗,90% 以上的患者可在 1 年内死亡。

一、治疗指南

1. 治疗原则

(1)外科手术是治疗胃癌的主要手段,也是目前治愈胃癌的唯一方法。

(2)改进治疗方法,根据病灶情况选择合理的手术方式,实行彻底的淋巴结清除。

（3）辅助化疗。

（4）辅助免疫治疗。

2. 治疗方法

（1）手术治疗

①0 期、Ⅰ期:根治性手术。早期胃癌术后 5 年生存率可达 90％～100％。

②Ⅱ期、Ⅲ期:根治性手术,术后辅助化疗;或做术前、术中化疗、免疫化疗。进展期胃癌术后 5 年生存率只有 20％～30％。

（2）化疗:胃癌术前、术中、术后均可辅助化疗,以提高手术切除率,减少复发率及提高生存率。

（3）免疫治疗:胃癌的免疫治疗疗效不十分理想。

（4）放疗:胃癌对放射线的敏感性较低,单独应用难于达到根治目的。

二、预防策略

1. 改变饮食习惯,保持平衡膳食

（1）坚持每日三餐制,定时定量,勿暴饮暴食,不吃零食、不偏食、不挑食。

（2）避免进食过快、过饱、过烫、过硬、过咸,以及有刺激性食物,以免损伤胃黏膜。

（3）少吃难以消化的食物,如高蛋白、高脂肪食物和黏食。

2. 改变不良的饮食结构

（1）少食油炸、烧烤、烟熏食品。

（2）禁止应用粗制盐烹调和腌制蔬菜。

（3）胃癌高发区,应大力提倡多吃新鲜蔬菜和水果,少吃或不吃腌制食品。

（4）胃酸缺乏者或患有慢性胃炎者,应少吃或不吃腌制食品,可减少胃内亚硝胺的合成。

（5）不吃发霉变质的食物。

（6）戒烟限酒。

3. 根治幽门螺杆菌感染　目前,杀灭幽门螺杆菌的药物有如下几种。

（1）枸橼酸铋钾每日 480 毫克,分 2 次口服。

（2）阿莫西林每日 1000～2000 毫克,分 2 次口服。

（3）甲硝唑每次 0.4 克,每日 2 次,口服。

以上三种药物联合应用 2 周,可以使幽门螺杆菌根除率达 94%。

4. 根治胃溃疡　少数胃溃疡患者可发生癌变,尤其有长期慢性胃溃疡病史、年龄在 45 岁以上、溃疡面顽固不愈者,更应积极治疗,根治胃溃疡才能预防癌变。

5. 及时切除胃息肉　胃息肉被看作是胃癌的癌前病变,是因为有的息肉发生了癌变。多发性胃息肉的癌变率高于单发性胃息肉,腺瘤性胃息肉高于炎症性胃息肉。其中以绒毛状息肉的癌变率最高,可达 30%～70%。但一般认为,息肉的癌变率不是很大,大约在 5%。临床发现息肉直径大于 2 厘米,广基无蒂,或蒂粗而短的息肉易于癌变。因此,对胃息肉的治疗最好是及时切除,不仅能降低癌变机会,也能减少胃癌的发病率。

6. 积极治疗慢性萎缩性胃炎　慢性萎缩性胃炎之所以被视为胃癌的癌前疾病,是因为国内 15 所医院 421 例慢性萎缩性胃炎患者历经 2～10 年的随访,胃癌发生率为 2.14%。因此,凡出现上腹部饱胀、嗳气、反酸和食欲缺乏等,应及时就诊,最好能做胃镜检查以明确诊断。

三、护理与康复

1. 一般护理

(1)加强营养是老年胃癌患者维持生命活动和疾病康复的重要条件。

(2)胃癌患者要加强营养护理,纠正负氮平衡,提高手术耐受力和术后恢复的效果。能进食者给予高热能、高蛋白、高维生素饮食,食物应新鲜易消化。对于不能进食或禁食患者,应从静脉补给足够能量、氨基酸类、电解质和维生素,必要时可实施全胃肠外营养。对化疗的患者应适当减少脂肪、蛋白含量高的食物,多食绿色蔬菜和水果,以利于消化和吸收。

(3)老年人免疫功能下降,放疗、化疗又使免疫功能进一步减退,极易发生全身各组织器官感染,因此要注意预防感冒,防止受凉,注意保暖预防感染。

(4)保持口腔清洁,每次进餐前后及睡觉前应用生理盐水或复方硼砂溶液漱口,可防止口腔黏膜反应,又可增进食欲。

(5)保持皮肤清洁,保护皮肤完整,防止外伤感染和出血,出汗多时及时擦身,勤换内衣,及时更换被褥。

(6)定期监测血象,密切观察各部位有无感染表现及体征,及时采取防治措施。

2. 化疗时护理

(1)应用化疗药物时,要严格遵守各项操作规程,药物浓度要准确,注射时避免漏于皮下,以保护血管,遵循盐水穿刺—注药—盐水冲后拔针。如药液不慎漏于皮下,应立即保留针头接注射器回抽后,注入解毒剂,局部涂氢化可的松软膏,冰敷 24 小时。

(2)长期化疗患者要有计划地使用静脉血管,先远端后近端。

(3)出现静脉炎时,应停止静脉注射,抬高患肢,给予热敷、硫酸镁湿敷或理疗。

(4)严防肾受损,鼓励患者多饮水,保持一定的尿量,并使尿液碱性化,防止尿酸结晶生成。

(5)出现恶心、呕吐、腹泻等消化道表现时应及时处理。

3. *心理护理*

(1)化疗前向患者解释治疗目的和作用,并说明药物出现的不良反应及注意事项,以取得患者的理解和配合。

(2)与患者多交流,给予心理支持,鼓励患者正视自己的疾病,保持乐观心态,接受治疗。

(3)鼓励患者做一些力所能及的事情,如看书、听音乐等,以转移注意力,可减轻化疗时的不适反应。

(4)对患者的心理护理不仅是医师、护士所要做的工作,患者家属及亲朋好友也需一同参与。

(5)护理工作要具有广博的知识,并用相应的医学、社会学、心理学、伦理学、哲学等知识解决患者思想上、心理上的矛盾和问题。

(6)对于意志薄弱、情绪低沉的晚期患者,如果缺乏家庭和社会的关怀,很容易产生绝望心理,这要求家庭和医护人员要有信心,给予必要的关怀和疏导,使患者从消极低沉的心态转化为积极向上的心态。

（7）癌症患者不仅需要同情、关怀和照顾，更需要的是理解和尊重。

四、用药监护

很多治疗胃癌的化学药物，均有不同程度的抑制骨髓造血功能，在化疗期间应积极防治。

1. **禁忌证**　胃癌患者伴有贫血和粒细胞减少时，慎重化疗。

2. **应用风险**　化疗期间由于骨髓造血功能受到抑制，可能发生贫血、出血、感染和发热，也可能损害肝肾功能。

3. **不良反应监护**　中性粒细胞缺乏症患者，多在化疗 1 周后突然畏寒、高热、全身不适。6～7 天后再度高热、咽痛、红肿、溃疡、坏死。也可发生急性咽峡炎，严重者可发生肺部感染、败血症、脓毒血症，往往导致患者死亡，医护人员应密切观察，积极防治。

此外，常发生白细胞减少症，患者在化疗期间多无明显自觉症状，在检查血象时，可表现外周血白细胞减少，多数患者出现头晕、无力、食欲缺乏、中度发热（体温在 38℃ 左右）。随着化疗的进行，患者可出现口腔炎、上呼吸道及皮肤感染。

在化疗期间，部分患者出现血小板减少性紫癜及红细胞、白细胞及血小板减少，还可能发生严重感染。

五、健康教育

1. 医护人员应向患者及家属介绍胃癌的发病机制及临

床表现。

2. 患者宜卧床休息,防止受凉,发生感冒。

3. 居住环境安静,室内空气流通、新鲜。

4. 患者不去人多、空气污染的环境,防止感染。

5. 向患者介绍胃癌治疗方法,化疗及放疗的目的、作用、不适反应及预防措施,取得患者的主动配合。

6. 指导社会大众注意饮食卫生,避免或减少摄入可能的致癌物质,如熏烤、腌制和发霉变质食物,做好粮食保管,防霉去毒。

7. 提倡多吃富含维生素 C 的新鲜蔬菜、瓜果。

8. 积极防治慢性萎缩性胃炎、胃息肉、胃溃疡等,定期随访并做好内镜检查,以便及早发现癌变。

9. 要高度重视可疑征兆,原因不明的上腹部不适、隐痛、食欲缺乏及进行性消瘦,尤其中年以上人群,应及早就医。

10. 要高度重视原因不明呕吐、黑粪或大便潜血阳性;原有长期胃病史,近期症状加重者,也要进行及早就医。

11. 高度重视中年人既往无胃病史,而短期出现胃病不适、胃部隐痛者。

12. 对于多年前因胃良性疾病做胃大部分切除手术者,近年又出现胃肠道不适表现者,都应及时就医检查,可以早期发现胃癌。

第六节　老年吸收不良综合征

老年人由于肠道细菌过度生长,胃酸分泌量减少,肠道功能异常及多种原因所引起小肠消化吸收功能减退,而导致小肠不能正常吸收营养物质而从粪便中排出,引起老年人营养缺乏的综合征。

一、治疗指南

1. 治疗原则

(1)积极改善低营养状态,根据不同病因进行病因治疗。

(2)对病因不明者,积极进行对症治疗。

(3)有感染者应给予有针对性的抗生素治疗。

(4)对有心血管等并发症者应积极治疗。

2. 治疗方法

(1)营养支持治疗

①每日粪便脂肪量 30 克以上者,为重度消化吸收障碍。

②每日粪便脂肪量 6～10 克为轻度;两者之间者为中度。

③血清总蛋白和总胆固醇均低下者,为重度低营养不良。

④有脱水、电解质紊乱、重度贫血和低蛋白血症者,应给予静脉补液、输血来纠正。

⑤对肠道营养补给困难者,应进行中心静脉营养。

(2)病因治疗:根据不同原发病应选择有针对性药物治疗。

二、预防策略

1. 积极治疗原发病因,如肝胆疾病、糖尿病、肠黏膜疾病、感染性疾病。

2. 避免应用影响肠道吸收功能的药物,如新霉素、秋水仙碱及轻泻药等。

3. 有贫血者,可使用叶酸或维生素 B_{12}。

三、护理与康复

1. 一般护理

(1)轻症者应鼓励适当室内运动,劳逸结合。

(2)重症者应卧床休息,以减少胃肠蠕动及消耗体能。

(3)患者应进食无渣流质饮食。

(4)病情严重者可暂禁食,遵医嘱给予静脉营养,保证水电解质平衡。

(5)病情稳定后给予少渣、柔软、易消化、富营养的食物,如蛋类、鱼丸、菜泥等。

(6)注意饮食卫生,有节制饮食,少量多餐。

(7)避免生冷、粗硬、辛辣刺激性食物,忌纤维素多的蔬菜。

(8)慎用牛奶和奶制品,防止过敏而加重腹泻。

2. 病情观察

(1)密切观察排便次数、粪便性状及粪便量,并做好记录。

(2)严重吸收不良者,观察生命体征变化,如体温、脉搏、血压、呼吸及心率,注意患者皮肤黏膜有无脱水表现。

(3)严密观察腹痛、腹泻变化,了解病情变化及进展情况,如腹痛突然加重或便血,要警惕肠穿孔或下消化道出血,应及时报告医师诊治。

(4)观察中若发现患者腹痛剧烈,腹部板状硬,压痛广泛,肠鸣音消失等,立即报告医生处理。

(5)对乳糖酶缺乏和乳糖吸收不良者,应限制乳糖食物。

(6)胰源性消化障碍者,消化酶用量宜大。

（7）肠淋巴管扩张症转移障碍者，应限制脂肪酸的摄入，并给予中链脂肪防治。

（8）麦胶性肠病者应避免进食麦胶食物，如大麦、小麦、燕麦、裸麦等。

3．腹泻护理

（1）护士要准确观察粪便性状、便次及便量。血便量多时应估计出血量，并及时留取化验标本，并通知医师进行处理，必要时可遵医嘱给予对症治疗。

（2）应用腹部热敷或艾条艾灸脐部可缓解腹泻。

（3）长期腹痛、腹泻者可用小茴香或食盐炒热后布包热敷腹部，或用肉桂、小茴香等碾成粉，盐炒布包敷脐部，有温肾止泻作用。

4．用药护理

（1）向患者和家属介绍本病的诱因、表现及治疗方法。

（2）向患者及家属说明药物作用、用法、用量及不良反应等，指导正确用药治疗。

（3）向患者及家属介绍本病是由多种因素发病的，应根据不同病因采取不同治疗手段。

（4）患者要主动配合医师积极治疗原发病，如驱除寄生虫，治疗急性感染性肠炎、糖尿病等。

（5）积极治疗肾上腺功能不全、甲状腺功能亢进或甲状腺功能减退、充血性心力衰竭等。

5．心理护理

（1）使患者及家属知晓吸收不良综合征病因的多样性及复杂性与慢性迁延性，病程长，症状易反复。

（2）患者要注意休息、饮食及正确有针对性治疗。

（3）本病患者易产生焦虑与抑郁情绪，长期治疗会丧失治疗信心，医护人员应鼓励患者安心治疗。

（4）避免不良情绪影响病情，使患者保持平静、乐观心态，积极配合治疗。

（5）注意饮食卫生，防止肠道寄生虫、细菌、病毒感染等。

（6）患者要避免精神创伤，按医嘱正确用药，注意不良反应。

四、健康教育

1. 告诉患者及家属，本病可有多种因素致病，而确定病因并非易事。

2. 本病病程较长，反复发作，慢性迁延，可能出现不同程度并发症，给治疗带来困难。

3. 告诉患者合理休息、合理饮食，正确对待本病治疗的长期性。

4. 要保持良好心态，树立战胜疾病信心，积极配合治疗。

5. 治疗应选用低脂、高蛋白、高纤维素、高热能饮食。

6. 积极预防营养不良、贫血、低蛋白血症。

7. 对脱水、电解质紊乱、重度贫血和低蛋白血症者应采用静脉输液、输血来纠正。

8. 重度消化吸收不良并肠道营养困难者，应进行中心静脉营养。

第七节　肝　癌

原发性肝癌是指肝细胞或肝内胆管细胞发生的恶性肿

瘤,简称肝癌,是我国常见的恶性肿瘤之一。居男性恶性肿瘤第 3 位,女性恶性肿瘤第 4 位。本病可发生在任何年龄,小到婴幼儿至 80 岁的老年人。但多发生于中、壮年男性,高发年龄为 40—49 岁。男性多发,男女之比为 1:1～5:1。近年来,有不少患者早期发现,早期手术为主的综合治疗,可获长期存活。

一、治疗指南

1. 治疗原则

(1)积极消除病因。

(2)力争早期手术切除。

(3)介入治疗。

(4)不能手术者争取综合治疗,如放疗、化疗、中医和免疫治疗。

2. 治疗方法

(1)手术治疗:肝癌的手术治疗包括初次切除;复发转移再手术切除;不能切除的肝癌缩小后再切除(又称二期切除)。

(2)介入治疗:是指经皮肤股动脉穿刺,肝动脉灌注化疗药物或栓塞剂。

(3)生物治疗:补充消灭肿瘤细胞的生物制剂,以提高生活质量。

(4)放射治疗:仅适用于不能手术切除的较大肝癌。

(5)对症治疗:控制腹水、发热、头痛和纠正恶病质等。

二、预防策略

1. 全民预防乙型肝炎,积极治疗慢性乙型肝炎。

2. 全民预防丙型病毒性肝炎,积极治疗慢性丙型肝炎。

3. 积极防治肝硬化。

4. 流行病学调查发现,在粮油、食品受到黄曲霉菌素 B_1 污染严重的地区,肝癌发病率也较高,提示黄曲霉菌素 B_1 可能诱发肝癌。

5. 加强饮用水消毒。

6. 减少亚硝胺的摄入。

7. 戒烟限酒。

8. 降低农药在食品中的残留。

三、护理与康复

1. 一般护理

(1)加强营养是老年肝癌患者维持生命活动和疾病康复的重要条件。

(2)视病情适当卧床休息以不增加肝负荷为宜;保证蛋白质摄入,适量的脂肪,高维生素;有腹水患者,盐的摄入应在每日 3～5 克;有肝性脑病先兆和肝性脑病者,要暂时停止蛋白质的摄入,以糖为主。

(3)老年人免疫功能下降,放疗、化疗又使免疫功能进一步减退,极易发生全身各组织器官感染,因此,要注意预防感冒,防止受凉,注意保暖。

(4)保持口腔清洁,每次进餐前后及睡觉前应用生理盐水或复方硼砂溶液漱口,可防止口腔黏膜反应,又可增进食欲。

(5)保持皮肤清洁,保护皮肤完整,防止外伤感染和出血,出汗多时及时擦身,勤换内衣,及时更换被褥。

(6)定期监测血象,密切观察各部位有无感染表现及体征,及时采取防治措施。

2. 化疗时护理　详见"胃癌"的化疗时护理。

3. 心理护理

(1)注意观察生命体征及意识状态;根据病情观察上腹部、右季肋部、自发痛、压痛的规律性;如有门静脉高压所致的大出血、肝性脑病,应及时与医师联系对症处理;如行动脉造影后应压迫止血并观察穿刺部位有无渗血,每 30～60 分钟测血压和脉搏 1 次,并观察注意有无血肿和血栓形成,每小时观察足背动脉搏动的情况;化疗期间应密切观察药物的不良反应,鼓励患者进食。

(2)其他心理护理内容详见"胃癌"相关内容。

四、用药监护

详见"胃癌"相关内容。

五、健康教育

1. 医护人员应向患者及家属介绍肝癌的发病机制及临床表现。

2. 患者宜卧床休息,防止受凉发生感冒。

3. 居住环境安静,室内空气流通、新鲜。

4. 患者不去人多、空气污染的环境,防止感染。

5. 向患者介绍肝癌治疗方法,化疗及放疗的目的、作用、不适反应及预防措施,取得患者的主动配合。

6. 指导社会大众注意饮食卫生,避免或减少摄入可能的致癌物质,如熏烤、腌制和发霉变质食物,做好粮食保管,防霉去毒。

7. 提倡多吃富含维生素 C 的新鲜蔬菜、瓜果。不吃炒煳了的食物,如花生。

8. 积极宣传和普及肝癌的预防常识,定期对肝癌高危人群进行普查,以预防肝癌发生,并可早期诊治肝癌。

9. 保护水源,防止污染,做好粮食保管,防止发霉变质,不吃发霉的粮食、花生及杂粮,注意饮食和饮水卫生。

10. 人人都应该接种乙型肝炎疫苗和丙型肝炎疫苗,可预防病毒性肝炎和肝硬化。向患者和家属介绍肝癌的并发症的识别,以便随时发现病情变化、及时就医,定期复查,动态观察病情变化。

11. 建立积极的生活习惯,有条件者多参加社会性抗癌组织活动,增强精神支持力量,以提高机体抗癌功能。

12. 有规律生活,避免劳累,以减少肝糖原的分解,保护残存肝细胞功能,并减少乳酸和血氨的产生。

13. 按医嘱服药,切忌服用对肝有损害的药物。

第八节　结直肠癌

结直肠癌是结肠癌和直肠癌的总称。结直肠癌发病率在我国大致为第 4～6 位常见恶性肿瘤。结直肠癌的发病率主要与环境有关,与生活习惯、饮食方式有明显关系。

一、治疗指南

1. 治疗原则

(1)结肠癌采用以手术切除为主的综合疗法。

(2)根治性手术是直肠癌的主要方法。

（3）可在手术前行化疗或放射治疗，可以提高疗效。

（4）辅助中药治疗。

2. *治疗方法*

（1）手术治疗：结直肠癌的根治性治疗首选外科治疗，如结肠癌根治性手术，直肠癌手术治疗。

（2）化疗：高危Ⅱ期和Ⅲ期以上的结直肠癌均需要化疗。

（3）放疗：辅助性放疗；结直肠癌术前放疗。

二、预防策略

1. 改变生活方式注意以下几点。

（1）不吸烟或尽早戒烟。

（2）不酗酒。

（3）限制体重。

（4）讲究心理卫生。

（5）生活要有规律。

（6）养成喝绿茶的习惯。

（7）晚餐不可过饱。

（8）户外活动和晒太阳。

2. 积极防治肠道疾病。

3. 少用油、用对油、常换油。

4. 每天食用低脂牛奶或酸奶 250～500 毫升。

三、护理与康复

1. 结肠癌患者术后的家属护理　结肠癌患者手术后的护理，应由护士完成各项技术性工作，而患者及家属应协助护士做些事务性护理工作，如此有利于提高护理质量，促进患者早日康复。

（1）患者术后返回病室后，家属应仔细观察各种引流管、插管有无牵拉、脱出；输液部位有无肿胀，如发现异常，应及时报告护士，可以得到及时处理。

（2）患者全麻未清醒之前，一定保持平卧，头部偏向一侧，以免呕吐物吸入气管引起窒息、死亡。患者清醒后，应保持半卧位，并防止坠床，以免发生意外。患者未完全清醒前，出现烦躁不安者，要由家属专人看护，以防引流管、插管脱出或坠床。

（3）患者返回病房后，出现全身肌肉颤抖或寒战不安时，应增加棉被保暖。出现呼吸不畅时，要报告医师，以防止术后窒息。

（4）患者和家属要密切观察切口处，如有大量渗出液体、血液或引流液呈红色，浑浊或引起液体量多时，也要及时报告医师，查明原因，遵医嘱处理。

（5）家属可协助护士加强五官护理，用温开水或温生理盐水轻擦拭眼角分泌物；用棉签擦拭口腔黏膜、外耳道、鼻孔；口干舌燥时，可用滴管滴入温开水，以湿润口腔黏膜。也可用蒸气吸入或超声雾化吸入，以保持呼吸道黏膜湿润，有利于咳痰和防止呼吸道感染。

（6）家属可协助患者定时在床上翻身、抬臀、拍背，可防止呼吸道感染、泌尿道感染和压疮的发生。

（7）术后患者肠蠕动恢复，胃管拔除后，可进食流质饮食，如米汤或牛奶和米汤各半等，视情可逐渐进食半流食，如面条、米粥、馄饨、藕粉糊、麦片糊等。如患者进食无困难，可进食普食，如软米饭、蛋糕、小饺子等。但术后2周内不宜进食含粗纤维的饮食,如韭菜、芹菜、白菜等。

2. 结肠癌患者术后自我调护

(1)结肠癌术后如无禁忌,应早期活动。

①术后第 1 日,可在床上活动。

②术后第 2 日,可以在床上坐起。

③术后第 3 日,可在家属或护理人员协助下在床边坐立,或床边活动。

④术后第 4 日,可扶着去厕所,以后可逐渐增加活动。尽快下地活动,慢步行走,有利于促进肠蠕动的恢复,并可预防下肢静脉血栓形成。

(2)如出现尿痛或排尿困难,应报告医师,查明原因,接受治疗。

(3)养成良好的饮食习惯,定时定量,禁止暴饮暴食。

(4)患者应及早在床上自己翻身,尽早在床上坐起,尽快下地活动,慢步行走。

(5)要认真观察粪便性状、次数、量,腹部有无疼痛,切口愈合情况,如发现异常,及时报告医师处理。

(6)患者术后 7～10 日不可灌肠,以免影响肠管切口的愈合。

(7)患者术后出现腹痛、腹泻时,应请医师查明原因,可按医嘱口服止泻药,如地芬诺酯 0.25～5 毫升,每日 2～4 次,至腹泻控制时,应即减少剂量;碱式碳酸铋每次 0.3～0.9 克,每日 3 次;如有肠道感染时,可口服新霉素每次 0.5 克,每日 3 次。

3. 直肠癌术后的家属护理

(1)饮食护理

①患者术后应禁食,至肠蠕动恢复后拔除胃管可以进食。

②保留肛门者,术后进食时间可向后推迟1～2天。

③第1周内,可进食流质饮食,如牛奶、豆浆、果汁、薄藕粉糊、米汤、菜汁等。

④第2周开始,可进食半流质饮食,如面条、面片、米粥、麦片糊、豆腐花、蒸蛋羹、浓藕粉糊等。

⑤第3周开始,可进食低渣、低盐、低脂软食,如米饭、蛋糕、豆腐、嫩菜、馄饨、面条等。

⑥肠造口者,可早进食,在造口排气后即可进食半流食,如面条、稀粥、蛋羹、麦片糊等。

⑦会阴部切口敞开者,宜进食高蛋白、高维生素饮食,如禽肉、蛋类、鱼虾、牛奶、豆制品、新鲜蔬菜、水果等,以促进切口早日愈合。

(2)常规护理

①术后坐浴,会阴部切口敞开者,待纱布拔除后可用1:5000高锰酸钾溶液坐浴,每日2次,以预防感染。

②直肠癌根治术后,需留置尿管并应延长时间,应密切观察尿量及尿液性质,以利早日发现尿路感染、早期治疗。

③加强会阴部的护理,应用0.2%呋喃西林棉球擦会阴部,每日2次。

④女性患者月经期更应加强会阴部的清洁,以防感染切口。

⑤术后7～10日拔除尿管后,应多饮水,保持足够尿量,以达到冲洗尿路的作用。

⑥加强会阴部切口的护理,会阴部切口一期愈合时,应

保持外层敷料的清洁干燥。

⑦女性患者尿管拔除后，应用女式尿壶接尿，以防尿液污染切口。

⑧会阴部切口拆线后，患者早期忌做下蹲动作，以防止会阴部切口裂开。

⑨会阴部切口敞开者，切口渗出较多，应使用橡皮中单保护床单，中单上铺以无菌盐水棉垫，每日更换 4 次，外敷料潮湿后应及时更换。

⑩术后患者应采取半卧位或坐位，以利引流。引流管需持续 7～10 日，应由医师视引流数量减少后方可分次拔除；严禁患者或家属拔除。

⑪行保肛手术的患者，进食后引流液量突然增多，且为粪水样，应立即报告医师，疑为吻合口漏的可能，应由医师处理。

⑫会阴部切口敞开者，切口内填塞纱布，在术后 5 日，应由医师开始慢慢往外拔除纱布，并观察无出血后再全部拔除。且每日换药一次至切口全部愈合。

4. 直肠癌患者术后自我调护　直肠癌手术拆线后，活动范围增大，身体逐渐恢复，体力不断增强，可以胜任自我调护，自我调护处方如下。

(1)会阴部切口拆线后，不宜久坐，以免引起切口疼痛，以卧床或站立为主要姿势。

(2)低位保留肛门手术后，排便次数增多者，每次便后用 1∶5000 高锰酸钾溶液坐浴，并用软毛巾吸干，再涂或撒护肤粉保护。

(3)训练肛门括约肌功能，每日 2 次，每次收缩括约肌

100次。吸气时括约肌收缩,持续较长时间。收缩有力,呼气时括约肌松弛。

(4)饮食调节,肠造口手术后,消化吸收功能没有丧失,所以造口者的饮食可根据个人需要进食,无须忌口,但需定量进食,防止暴饮暴食,以利早日身心康复。

(5)限制摄入产气食物,如啤酒、豆类(蚕豆、黄豆、绿豆、新鲜豌豆)、红薯、芋艿、熟菱,不用吸管喝饮料,戒烟(吸烟者可将大量气体吸入胃内)。

(6)限制摄入气体多的食物,如黄油、鸡蛋、鱼、韭菜、大蒜、洋葱、花菜、八角、茴香等。

(7)限制摄入粗纤维食物,以防造口梗阻。粗纤维食物有玉米、南瓜、土豆、麦片、芹菜、花菜、竹笋、绿豆芽、红薯、包菜、莴苣、菱白、贝类海鲜等。

(8)限制摄入引起腹泻食品,如赤小豆、南瓜子、丝瓜、包菜、啤酒等。

(9)养成良好的饮食习惯,定时定量进食,避免过快进食,合嘴咀嚼,进食不说话。多吃新鲜蔬菜和水果,少吃油腻食物。天热时,多饮水;排便量少者,应适当多进粗纤维饮食。

(10)积极参加造口联谊会,该会是一个民间组织,由医师、护士、造口者、生产厂家组成,主要宗旨是帮助造口者康复,恢复做人的尊严。造口者可以在该组织内交流康复经验,寻找新的伙伴。有利于患者身心康复。

5.心理康复

(1)勇于面对现实,树立坚强信心。

(2)增强心理素质,善于自我调整。

(3)化解恶劣情绪,学会笑口常开。

6. 饮食康复法　大肠癌患者经手术、化疗及放疗后给身体造成一定损伤。因此,必须重视饮食康复,饮食康复是大肠癌治疗的继续,具有重要意义。饮食康复处方如下。

(1)减少脂肪的摄入量:减少或禁食动物性脂肪,如猪油、猪肥肉、黄油、羊肥肉、牛肥肉、鸭肥肉、鹅肥肉等,而要多吃海鱼,尤其深海鱼类。因为鱼类中的饱和脂肪酸含量很低,多元不饱和脂肪含量很高,有利于防止癌症复发。

(2)限制胆固醇的摄入量:胆固醇是人体必不可缺少的物质,但大肠癌患者摄入过多易再发新的大肠癌。膳食中的胆固醇每日不应超过 200 毫克为宜,忌食含胆固醇高的动物内脏、蛋黄、鱼子、鱿鱼等。

(3)改进烹调方法:多采用蒸、煮、炖、氽、熬的烹调方法,并应采用植物油(如橄榄油、芥花油、粟米油、葵花油、玉米油、红花油及大豆色拉油),也可将棕榈油、橄榄油(或芥花油或粟米油)及葵花油,按 1∶1.5∶1 的比例制成混合油。每日烹调用油 10 毫升左右。

(4)摄取足够的蛋白质:蛋白质不足易致营养不良,降低抵抗力,可导致感染或癌症复发。蛋白质主要来自于牛奶、鸡蛋(去蛋黄)瘦肉、禽类(应去皮)、鱼虾类、大豆及其制品。

(5)适当节制主食:体重超重或肥胖者应注意节制,忌食甜品食和糖,应多吃粗粮细做,如小米、燕麦、荞麦、粗黑面包,亦可少吃多餐,不吃零食;因为过胖可诱发癌症复发。

(6)其他:多食富含维生素、抗癌防癌的蔬果。

第九节　便　秘

便秘是指排便次数减少,同时又伴有排便困难,粪便干结、坚硬、量少。便秘是由多种病因引起的常见病症。正常人每日排便 1～2 次,或 2～3 日排便 1 次。便秘患者每周排便少于 2 次。便秘是老年人常见病症,约 1/3 的老年人出现便秘,严重影响老年人的生活质量。

一、治疗指南

1. 治疗原则

(1)养成合理的饮食习惯:坚持定时定量进餐,食品要多样化,主食粗细搭配,增加高纤维膳食。避免辛辣刺激性食品,增加饮水量,每日不少于 2000 毫升。

(2)养成良好的排便习惯:每天按时排便,排便时要有正确的姿势。一旦有便意应立即排便,养成起床后或餐后排便,以建立正常的排便反射。排便时要有充分的时间和充分的隐私空间,注意力要集中,防止外界干扰,不听音乐,不看书看报,不玩手机。

(3)坚持健身运动:适当增加有规律的健身运动,要加强腹肌锻炼,如散步、养生功、做操等。多做平静腹式呼吸,按摩腹部,反复练习排便动作,采用胸膝位提肛锻炼。

(4)心理治疗:控制情绪,杜绝不良事件的影响,解除压力和紧张,平时要保持健康心态。

2. 治疗方法

(1)病因治疗:有明确病因的便秘要进行病因治疗,即治疗原发病,停用致便秘的药物。

(2)一般治疗

①多食高纤维素食物和油脂食物:老年人要多吃高纤维素食物,纤维本身不被吸收,能使粪便膨胀体积增大,刺

激结肠蠕动,增强粪便排出,如芹菜、韭菜、海带、豆角、杂豆、粗糠、燕麦、麦麸、带皮水果、白菜等。

对体重正常,血脂也不高的老年人习惯性便秘者,也可多吃含油食物,黑芝麻、花生、核桃、蜂蜜及花生油、芝麻油、大豆油等润滑肠道的食物,有利于粪便通过肠道而排出。

②禁止食用刺激性食物:禁止饮酒、浓茶、咖啡、辣椒及咖喱等可刺激肠道痉挛。柿子中含有较多鞣酸,抑制肠蠕动,均不利于通便。

③多饮水软化粪便:每天至少饮水2000毫升,并适当喝些淡盐水或蜂蜜水,清晨空腹喝500毫升温开水。因为水分可增加肠内容物体积,刺激肠蠕动,并可软化粪便,同时对排便有刺激作用反射性地引起便意,多饮水可多排尿,又可同时有排便感。

④保持平静心态,生活规律:老年人由于消化、吸收、代谢、排泄功能减退,如外出走亲访友或旅游等外界环境改变时可引起功能性便秘。因此,老年人要保持平静心态,要在心理上尽快适应过程,要避免因环境改变、生活规律被打乱等精神刺激。

精神过度紧张、忧虑、失眠者,必要时少量服用镇静药物,使睡眠改变,精神放松,有利于排便。但长期大量服用镇静药,可抑制肠蠕动,加重便秘。

⑤坚持耐力锻炼,增强肠蠕动:老年人要根据身体坚持耐力锻炼,每天至少要走2个公共汽车站路程,或散步,或每日用双手按摩腹部肌肉数次,以增强胃肠蠕动能力。方法是:仰卧姿势在床上,将右手掌根部紧贴腹壁,左手压在右手背上共同用力,从右下腹开始向上、向左、再向下顺时针

方向按摩，每天2～3次，每次10～20回，可以加快肠蠕动，有助于排便。

⑥积极治疗全身疾病及肛门疾病：老年便秘者患有糖尿病、尿毒症、心脑血管疾病、帕金森病等应积极治疗，控制疾病进展，有助于大便通畅；患有肛裂、肛瘘、痔疮及直肠肛管周围脓肿等疾病，应尽早治疗，可以消除便秘。

⑦严禁应用泻药，防止营养流失能预防便秘：老年人便秘者不要依赖泻药，因为无论何种泻药，无论何时应用泻药都可加速食物在肠道的通过，缩短食物在肠道消化吸收时间，导致多种营养物质的流失，造成多种营养失调或营养不良症的发生。长期应用泻药可使肠肌松弛变形和无力，将加重便秘。

此外，老年人患有多种慢性病，长期多种用药治疗，也应减少影响胃肠蠕动的药物，可改用代替药物治疗或暂停一段时间应用，均可防止便秘。

⑧排便时不要看报纸、玩手机能预防便秘：如果便意感明显时要立即大便，如厕后专门专心排便，不要做其他事，以免分散精力。在第一个排便动作完成后，应安静等待粪便从直肠上部下移，产生第二次排便感，再做第二个排便动作。如果蹲厕时间已超过5分钟仍无便意，就应结束。如有便秘，排便困难，不可用力过猛，排便结束后慢慢直腰站立，以防直立后发生眩晕或晕厥。

⑨排便不畅时要适当提肛能预防便秘：老年便秘者在排便不畅时，适当提肛有助排便。如厕时间不宜过长，压力不要过大，做到有规律排便即可。也可以试用盐水排便法：老年人坐在盛有盐水的便盆上。由于盐气的刺激，可增强

肠蠕动和软化粪便而利于排出。

⑩采用正确排便姿势能预防便秘:马桶如厕的最大优势就是身体放松,防止意外,尤其对于老年人便秘者,如厕时间比较长,坐式如厕比较安全方便。而蹲厕若超过 3 分钟即可直接导致直肠静脉曲张淤血,极易发生痔疮,蹲厕时间越长发病率越高。尤其患有心脑血管疾病患者又伴有便秘时,坐着如厕比蹲着如厕安全方便。

(3)药物治疗

①容积性泻药:硫酸镁每次 5～10 克,清晨空腹服用,同时饮 100～400 毫升水;硫酸钠每次 5 克,每日 1～3 次,第一次服药后在 6～12 小时排便,即可停药;乳果糖每次 10 毫升,每日 3 次;羧甲纤维每次 2 克,每日 3 次,以温开水 1 杯(约 200 毫升)冲服。此类药不可长期服用。

②刺激性泻药:山梨醇每次 6～10 克,睡前服;酚酞每次 50～200 毫克,睡前服用;以及番泻叶、舒立通、甘油等。

③润滑性泻药:液状石蜡、开塞露等。

④软化性泻药:多库酯钠每日 50～240 毫克,分次服用。

⑤肠蠕动药:西沙必利每次 5～10 毫克,每日 2～3 次,饭前服用;莫沙必利每次 5 毫克,每日 3 次,饭前服用。

⑥中成药:便通胶囊每次 2～4 粒,每日 2～3 次,口服。

(4)综合序贯疗法:对习惯性便秘,在训练定时排便前,应先洗肠,即用生理盐水灌肠清洁肠道,每日 2 次,共 3 日。清洁后检查腹部,并摄腹部平片,确定肠内已无粪便嵌塞。清肠后可给液状石蜡,每日每千克体重 5～15 毫升,或乳果糖每日 15～30 毫升,使便次至少达到每天 1 次。同时鼓励患者早餐后排便,如仍不排便,可让患者晚餐后再次排便,使患者逐渐恢复正常排便习惯,一旦餐后排便有规律地发生,且达到 2～3 个月以上,可逐渐使用液状石蜡或乳果糖。

(5)生物反馈治疗:将一个球囊放入患者的直肠内,球囊的压力结果让患者看到,当气囊充满到一定体积时,患者感觉到直肠的膨胀感,并根据球囊压力的变化用力做缩肛动作。球囊每充气一次,患者根据所看到的球囊压力变化做一次缩肛动作,每天坚持这种反馈训练,在患者能够感觉球囊对直肠的膨胀的前提下,球囊的充气量逐渐减少,直到患者能够建立正常的肛门直肠协调运动。

二、预防策略

1. 多食含膳食纤维多的食物,如麦麸、水果、蔬菜、玉米、燕麦、大豆、果胶等,因为纤维本身不被吸收,能使粪便膨胀,刺激结肠运动,有利于防止便秘。

2. 进行健康教育,建立正常排便行为。

3. 避免服用引起便秘的药物,不滥用泻药。

4. 每日饮水至少 1500 毫升。

5. 坚持耐力锻炼,每日行走 1000 米。

三、护理与康复

1. 协助患者排便

(1)卧床患者按时给予便器,准备排便环境,如用屏风遮挡,按患者排便习惯,保持其自然排便姿势,可用便盆或床边便椅。

(2)可使用移动坐便椅或用坐厕椅在床边排便。

(3)病情较重者要尽量将床头抬高,或取半卧位,在床上使用便器。

2. **按摩腹部促进排便**

(1)清晨或睡前取仰卧位,屈膝,放松肌肉。

(2)用手掌沿升结肠、横结肠、降结肠、乙状结肠方向,即自右下腹向上至右上腹再横行至左上腹,然后再向下至左下腹,沿耻骨上回至右下腹,环形按摩腹部。

(3)当按摩至左下腹时,应加强指压力度,以不觉疼痛为度,转一圈为 1 次。

(4)指压时呼气,放松时吸气,按摩次数从 10 次逐渐增加,每日可做 10 分钟左右。

3. **遵医嘱给药物治疗**　药物治疗的原则是用量要小、用药次数要少、建立排便规律后停药要早。

(1)口服泻药

①甘油、液状石蜡或香油 10～20 毫升,每晚睡前服用。液状石蜡在肠道中不被吸收,能包绕粪便,使粪便排出;同时又阻止结肠对水分吸收,故能软化粪便,润滑肠道,一般口服 6～8 小时后排便,可短期应用。注意液状石蜡容易从肛门漏出,引起肛门瘙痒,污染衣裤。

②番泻叶 3～5 克,每晚沸水泡汁服,服后 8～10 小时可能排便。

③酚酞 0.1 克每晚睡前服,每次服药可维持 3～4 天。

④西沙必利每次用量 15～40 毫克,早餐前及睡前各服一次,一周内常可使便秘症状改善,严重便秘者需服 2～3 个月。

(2)简易通便法

①开塞露:每支 20 毫升,使用前剪除梨形塑料囊尖端,先挤出少许药液起到润滑作用,然后插入肛门内把药液挤

入直肠口,嘱患者忍耐 5～10 分钟,以刺激肠蠕动,软化粪便,促进排便。

②甘油栓:其主要成分为甘油和明胶,用时由操作者戴手套将其尖端插入肛门 6～9 厘米,甘油栓在体温作用下溶化,刺激直肠壁,润滑粪便,反射性引起排便,用后 15～30 分钟显效。

(3)灌肠法:将一定量的溶液通过肛管,自肛门经直肠灌入结肠,可刺激蠕动,促进排便或使干燥粪便软化,帮助患者解除便秘,适用于严重便秘在一般治疗无效时,常用灌肠方法有以下几种。

①生理盐水:取盐 9 克,溶于 1000 毫升温开水中,溶液温度为 39～41℃,用于各种便秘的通便。

②甘油或液状石蜡:用甘油或液状石蜡 50 毫升,加等量温开水,温度为 38℃。

③灌肠液:5%硫酸镁 30 毫升,甘油 60 毫升,温开水 90 毫升,温度 38℃。

(4)取粪解释法

①由于长期便秘,导致粪块聚集在直肠内,无法自行排出,需要戴手套帮助患者从直肠内取出粪结石。

②患者应取左侧卧位,护士用右手戴手套涂润滑油,轻轻地将示指、中指插入肛门,慢慢将硬结的粪便掏出。

③在操作过程中动作要轻柔,切忌强行硬挖,以致损伤直肠黏膜,增加患者感染发生。

四、健康教育

1. 指导患者建立正常排便习惯

(1)老年人排便应取坐位,每天坚持排便 1～2 次。

（2）鼓励老年人有便意必须排便，不要随意抑制排便，严格避免强制控制排便而造成便秘或形成粪结石。

（3）排便时要集中注意力，不看报、不玩手机、不听收音机等，以免破坏排便习惯。

2. 合理调整饮食

（1）多吃蔬菜、水果、富含纤维素的食物。

（2）多吃粗制面粉、粗制大米、麦麸、燕麦、海带、芹菜、韭菜、菠菜等，每天食物中纤维素含量应增至 30 克。

（3）少吃刺激性辛辣食品，多饮水，每天饮水量为 1500～2000 毫升，每天清晨坚持饮 1 杯温开水，保证机体有足够水分润滑肠道通便。

（4）可适当服用蜂蜜 20～30 毫升，用温开水溶化，清晨空腹饮用，既营养丰富，又润肠通便。

3. 坚持活动

（1）鼓励患者积极参加力所能及的活动，如散步、慢跑、打太极拳、养生功、养花、绘画等。

（2）卧床不起者应协助肢体活动，定时翻身、腹部按摩，改善消化吸收功能，以促进肠蠕动。

4. 保持心情愉悦

（1）调节患者生活方式，使患者能保持乐观的精神状态。

（2）开导患者，消除紧张心理，有助于改善胃肠功能状态，促进排便。

5. 严禁避免用力排便

（1）告知患者用力排便可导致心脑血管病变，引起心绞痛、急性心肌梗死、心律失常等。

（2）告知用力排便可使动脉瘤或室壁瘤突然破裂，导致猝死。

（3）建议有心脑血管疾病患者排便时，身边必备硝酸甘油等，以防发生意外。

第十节　大便失禁

大便失禁又称肛门失禁，是指每日至少两次或两次以上不随意控制的排便和排气。大便失禁多见于老年人，是由多种病因引发的一种临床症状。65岁以上的人群中，男性发病率为10.9％，女性发病率为13.3％。

一、治疗指南

1. 治疗原则

（1）改善生活质量，提高身心健康。

（2）内科非手术治疗。

（3）手术治疗。

（4）对照治疗。

2. 治疗方法

（1）内科治疗

①调整饮食习惯，应减少大量饮食，多食粗糙和有刺激性食物。

②对大便失禁者，每次饭后按时用甘油灌肠，并鼓励患者多活动。

③清洁局部，要保持肛门会阴部清洁干燥，便后及时坐浴。大便过频时应洗肠。

④会阴部有湿疹者，要外涂氧化锌软膏。

　　⑤清除粪块嵌顿先用生理盐水洗肠；不能奏效者，应戴手套用手指将直肠内干燥粪块分割后再灌肠排出。

　　⑥对腹泻者，可给予樟脑酊、复方地芬诺酯、碱式碳酸铋等治疗。

　　⑦对周围神经损伤所致大便失禁者可用针灸长强、百会、承山等穴位。

　　(2)生物反馈治疗：对肛门括约肌尚有一定支配仍特发性大便失禁者有一定疗效。方法是：将一个球囊放入患者的直肠内，球囊的压力结果让患者看到，当气囊充满到一定体积时，患者感觉到直肠的膨胀感，并根据球囊压力的变化用力做缩肛动作。球囊每充气一次，患者根据所看到的球囊压力变化做一次缩肛动作，每天坚持这种反馈训练，在患者能够感觉球囊对直肠的膨胀的前提下，球囊的充气量逐渐减少，直到患者能够建立正常的肛门直肠协调运动。生物反馈训练是一种费用低、见效快、安全、无不良反应的方法，但对那些完全失去肛门括约肌神经支配者疗效令人失望。

　　(3)外科治疗：对内科非手术治疗无效者应考虑手术治疗。

二、预防策略

　　1. 及时正确处理肛门直肠损伤，保持排便功能。

　　2. 积极治疗肛肠疾病，肛门有先天性疾病手术时，要保有肛门括约肌功能。

三、护理与康复

　　1. 一般护理

　　(1)大便失禁患者应保持低脂、低糖、低纤维素的饮食，进食易消化、不产气的高营养的软食。

（2）改变不良生活习惯,避免大量进食高蛋白、粗糙和有刺激性的饮食,可饮食流质、半流质饮食。

（3）对固体性粪便失禁患者,每日饭后按时用甘油灌肠,并鼓励患者多参与活动,有利于排便。

（4）清洁肛周,坚持会阴部清洁干燥,便后坐浴。

（5）大便过频时,建议洗肠,有利排空肠内容物。

（6）肛门周围有湿疹者,应给予氧化锌霜剂外用,便次多者应做好肛门部皮肤护理。

（7）患者腹痛或腹胀时应卧床休息,保持环境安静、舒适,湿温度适宜。

（8）做好口腔护理,饭后刷牙,漱口,防止口腔黏膜糜烂和溃疡。

2. 病情观察

（1）观察患者的血压、脉搏、呼吸、心率与心律、皮肤黏膜,尤其肛门周围。

（2）患者腹痛时,应观察腹痛部位、性质、程度及其变化。

（3）患者腹泻时,应观察腹泻次数、性状、腹泻量、颜色、气味和伴随症状,并记录 24 小时液体出入量,测体重,以估计脱水程度。

3. 药物治疗与护理

（1）按医嘱给予用药,并观察药物疗效及不良反应,积极治疗会阴部湿疹、溃疡。

（2）对脱水者,应鼓励患者多饮水,必要时可静脉补液,调整水、电解质及酸碱平衡。

4. 心理护理

（1）向患者及家属介绍大便失禁的病因,发病机制及临床表现,使其掌握病情积极配合治疗。

(2)避免精神创伤,及时清洗污染衣裤及床单。

(3)严格防止各种感染和并发症的发生。

(4)坚持按医嘱用药,对直肠脱垂者给予治疗。

(5)尽一切可能消除患者抑郁、悲观情绪,帮助建立信心,战胜疾病。

四、健康教育

1. 告诉患者及家属,本病的多种原因及临床表现,并指导预防多种并发症。

2. 向患者及家属介绍有关原发病的治疗方法,可以有效防止大便失禁。

3. 指导患者要保持皮肤黏膜清洁卫生,尤其便后肛门周围皮肤的清洁,防止感染、破溃及发生溃疡、湿疹,并配合治疗。

4. 保持足够的营养,避免进食粗糙、高纤维素饮食。

5. 避免各种刺激性食物,坚持适当运动,有利于肠蠕动。

第 3 章　呼吸系统疾病

第一节　上呼吸道感染

上呼吸道感染为外鼻孔至环状软骨下缘包括鼻腔、咽或喉部急性炎症的概称。上呼吸道感染是人类最常见的传染病之一,多发于冬春季节,多为散发,且可在气候突变时小规模流行。主要通过患者喷嚏和含有病毒的飞沫经空气传播,或经污染的手和用具接触传播。由于发病率高,不仅影响工作和生活,有时还可伴有严重并发症,并具有一定的传染性,应积极防治。

一、治疗指南

1. 治疗原则

(1)注意保暖,卧床休息,多饮水。

(2)补充足够热能,保持清淡饮食。

(3)对症治疗。

(4)无继发细菌感染,一般不用抗生素治疗。

2. 治疗方法　目前尚无特效抗病毒药物,以对症处理为主,同时戒烟、注意休息、多饮水、保持室内空气流通和防治继发细菌感染,给予易消化的液质或半流质饮食,补充多种维生素,保持鼻咽、口腔的清洁,预防并发症的出现。

（1）对症治疗：有急性咳嗽、鼻后滴漏和咽干症状的患者应服用伪麻黄碱治疗，以减轻鼻部充血，亦可局部滴鼻应用。必要时可适当加用解热镇痛类药物。高热、烦躁及头痛者，可给予解热镇痛药，如阿司匹林、苯巴比妥、地西泮等。高热呕吐者予以静脉补液。

（2）抗感染治疗：有发热和白细胞总数升高、咽部脓苔、咯黄痰和流鼻涕等细菌感染证据的患者，可口服青霉素、第一代头孢菌素、大环内酯类或喹诺酮类抗生素。

（3）抗病毒药物治疗：若无发热，免疫功能正常，发病超过2天一般无须应用。对于免疫缺陷患者，可早期常规使用。利巴韦林和奥司他韦有较广的抗病毒谱，对流感病毒、副流感病毒和呼吸道合胞病毒等有较强的抑制作用，可缩短病程。

（4）中药治疗：具有清热解毒和抗病毒作用的中药亦可选用，有助于改善症状，缩短病程。如感冒清热冲剂、板蓝根冲剂、连翘解毒片、藿香正气口服液等。

二、预防策略

1. 坚持锻炼身体，增强身体素质　中老年人要坚持锻炼身体，如散步、慢跑、打太极拳、跳舞、练瑜伽、骑自行车、游泳等，每天坚持30～60分钟，每周至少运动5次。要常年坚持体育运动，增强代谢，排出毒素，有利于提高健康素质，可预防很多疾病的发生发展。

2. 劳逸结合，保证睡眠　老年人多已退休，已离开当今的快节奏的工作和生活方式，不能过劳，更要保证睡眠。中老年人每天睡眠以8个小时为宜。睡眠好，心情就好，防止高血压,增强抗病能力。

3. 平衡膳食,讲究卫生　限制高脂肪、高糖、高热能饮食。平时坚持平衡膳食,多吃蔬菜和水果,防止暴饮暴食,损伤脾胃。注意口腔卫生,每天餐前餐后睡前刷牙,防止口腔感染。

4. 及时更换衣物,防止受凉　天气变化时,中老年人应及时增减衣物,防止着凉,平时多饮水,不要等到口渴了再饮水。口渴时表明身体已缺水,易使抵抗力下降而生病。

5. 感冒流行季节,应限制集体活动　感冒是由飞沫经呼吸道传染,在工厂、企业、学校等集体单位,如有感冒流行趋势,应限制集体活动,中老年人不宜到人多的地方去。并争取早发现、早报告、早隔离、早治疗。

6. 中草药预防感冒　可用板蓝根 200 克,金银花 20 克,贯众 150 克,水煎 2500 毫升,可供家庭 5～8 天服用。

7. 食醋蒸熏预防　关好门窗,每平方米用 2～5 毫升食醋,放在火炉上煮沸,使其蒸发,熏染整个房间,每周 1～2 次。

8. 清淡饮食　患者因病食欲缺乏,故应给予清淡、易消化的高热能、高维生素、低脂肪的流质或半流质饮食。多吃蔬菜和水果,又可防止便秘。

9. 适当休息　不要过劳,发热患者应卧床休息为主。

三、护理与康复

1. 一般护理

(1)休息和保温,急性期或重症患者应卧床休息或增加卧床时间。

（2）寒战患者要给予保温，可适当增加衣物或被褥。

（3）饮食宜给予清淡、高热能、富含维生素、易消化食物，鼓励患者多饮水，不吃刺激性食物，戒烟戒酒。

（4）严防交叉感染，应隔离患者，避免探视。

2．病情观察

（1）每 4 小时测量体温、脉搏及呼吸次数。

（2）体温骤升或骤降时，要随时测量并记录，应给予相应治疗和护理。

3．治疗护理

（1）高热护理

①及时补充营养和液体：高热患者应给予高热能、高蛋白、高维生素、易消化的流质或半流质饮食。

②鼓励患者多饮水或饮料，每天摄入量在 3000 毫升以上。

③重症者可考虑静脉补充液体。

④体温超过 38.5℃时应给予物理降温，如冰敷、乙醇擦浴等。物理降温无效者可给予解热镇痛药退热，但要密切观察其体温变化及药物不良反应。

（2）皮肤护理：患者出汗后要及时擦身换衣、更换床单，并注意防止受凉。

（3）口腔护理：做好口腔护理，清除口腔食物残渣、清除口臭，增进食欲，防止口腔黏膜干燥和口唇干裂，可口含维生素 C。

4．心理护理 医护人员及家属要关心体贴患者，与患者进行有效的交流与沟通，鼓励患者树立战胜疾病的信心，尤其是老年人，伴有多种疾病的患者，要积极配合治疗和护理。

四、用药监护

1. 对盐酸麻黄碱滴鼻液的监护　盐酸麻黄碱滴鼻液滴鼻可减轻鼻黏膜充血,缓解流涕、鼻塞症状,但长期应用,可产生耐药性。

(1)禁忌证:鼻腔干燥、萎缩性鼻炎患者禁用;儿童、妊娠期妇女慎用;患有冠心病并发高血压、甲状腺功能亢进、青光眼、前列腺增生及运动员均当慎用。

(2)相互作用监护:偶见一过性轻微烧灼感、干燥感、头痛、头晕,长期应用可致焦虑不安、失眠等。

2. 应用非甾体抗炎药物的监护　上呼吸道感染患者伴有发热、肌肉酸痛时常应用非甾体抗炎药物,如阿司匹林类药物,这类药物具有解热、镇痛、抗炎、抗风湿作用。

(1)患有严重肝病、有出血倾向患者、产妇及孕妇禁用。

(2)这类药胃肠道反应最为常见,如上腹部不适、恶心、呕吐;还可引起胃溃疡及无痛性胃出血;也会导致加重出血倾向。

(3)老年人,伴有心、肝、肾功能损害患者可导致水肿、多尿及肾功能损害,甚至肾衰竭等。

(4)这类药与肾上腺皮质激素合用,更易诱发胃溃疡及出血。

五、健康教育

1. 指导患者和家属了解本病的临床表现。远离发病因素,秋冬季节注意保暖,防止受凉。

2. 保持室内空气新鲜、流通,避免或少去人群密集、空气污染的公共场所,防止交互感染。

3. 注意休息,劳逸结合,适当做户外活动,以增强体质,预防本病。

4. 室内用食醋 3～5 毫升/升加水稀释 1 倍,关闭门窗以加热熏蒸,每日 1 次,连续 3～5 次。

5. 有条件者可用中药或注射疫苗预防。

6. 使用盐酸麻黄碱滴鼻液时,要采取立位或坐位,每次每鼻孔滴 2～4 滴,每日 3～4 次,连续使用不得超过 3 天。长期使用可致血压升高,久用可导致药物性鼻炎。

7. 市场上出售的感冒复方制剂含马来酸氯苯那敏、盐酸苯海拉明等抗过敏药物,有致嗜睡作用,故驾驶、机械操作员、高空作业人员禁用。

第二节　肺　炎

肺炎是指终末气道、肺泡和肺间质的炎症,可由病原微生物、理化因素、免疫损伤、过敏及药物所致。发病率和病死率高的原因与社会人口老龄化、吸烟、伴有基础疾病和免疫功能低下有关,如慢性阻塞性肺疾病、心力衰竭、肿瘤、糖尿病、尿毒症、神经疾病、药瘾、嗜酒、艾滋病、久病体衰、大型手术、应用免疫抑制药和器官移植等。

老年肺炎主要是指老年人(＞60 岁)肺部(包括肺泡、肺间质、终末气道等)出现炎症症状,导致整个身体功能受到影响,甚至严重的可能会导致患者死亡。临床相关数据统计表明,老年肺炎的病死率高达 16％,已经成为严重威胁老年人生命健康安全的主要疾病。但是由于老年肺炎起病较为隐匿,临床症状缺乏特异性,大大增加了临床诊断难度,漏诊率和误诊率较高。

一、治疗指南

1. 治疗原则

(1)及时有效抗生素治疗。

(2)适当的支持疗法。

(3)积极治疗并发症

(4)积极防止急性呼吸窘迫综合征(ARDS)等。

2. 治疗方法 老年肺炎在我国发病率和病死率都很高,有综合文献报道,65 岁以上老年人肺炎的发病率为 1.6%,75 岁以上为 11.6%;肺炎在 65 岁以上老年人死因中占第 3 位,在 75 岁以上老年人死因中占第 1 位;根据统计方法、地域、国度不同,其平均病死率为 30%~60%。很显然,老年肺炎对高龄患者的威胁程度已超过癌症、心脑血管疾病,且随着社会老龄化程度的增高而越来越高,对人类健康的威胁与严重程度有越来越重的趋势。

(1)一般支持疗法:主要是通过对老年肺炎患者补充丰富的维生素、蛋白质、葡萄糖等营养物质和微量元素,促进老年肺炎患者能够较快地恢复。对于处在急性期的老年患者应当建议其卧床休息,同时对患者的呼吸、血压、心率等变化进行仔细观察。老年人肺炎患者由于意识障碍容易忽视主动喝水的环节,使绝大多数老年肺炎患者在就诊时经常出现脱水状态。对于呼吸困难者可增加吸氧,同时加强翻身拍背,鼓励患者及时咳嗽咳痰,或者通过雾化吸入进行祛痰药治疗。对于患者出现的高热症状应当给予适当的物理降温,禁止使用退热药。

(2)抗生素的应用:从医学理论的角度讲,医师最好根据老年肺炎患者的下呼吸道分泌物或者胸水涂片革兰染色和细菌培养的结果对老年肺炎进行抗生素治疗。由于有关老年肺炎的细菌学资料很难获得,因而老年人肺炎的抗生素选择在多数情况下主要是建立在临床经验的基础上,综合考虑老年肺炎患者的临床表现、既往史、年龄和环境等因素,并结合流行病学资料进行药物选择。

在积极治疗肺炎的同时,不能忽视原发病的治疗,注意加强营养支持,提高机体抵抗力尤为重要。注意保持气道通畅,可防治痰液潴留加重肺部感染。若并存慢性支气管炎,尤其是喘息型和肺气肿可联合应用茶碱类,重症肺炎对短期酌用激素静脉滴注有较好疗效。

二、预防策略

1. 加强锻炼和营养　在日常生活中,坚持适当的体育锻炼,以增强耐寒及抗病能力;加强营养,在饮食上经常选择高蛋白、高糖类、低脂肪及富含维生素 A、维生素 C 的食物,如鲜鱼、瘦肉、牛羊肉、鸡蛋、菜花、胡萝卜、西红柿、苹果、香蕉、梨、蘑菇、茯苓、山药、百合、薏苡仁等。

2. 积极治疗呼吸道疾病　积极治疗慢性气管炎、鼻炎、鼻窦炎、咽喉炎、牙周炎等疾病,以清除呼吸道感染的隐患。

3. 避免感冒　根据气温变化情况,尤其是早晚间要适当增减衣服,避免感冒。老年人的体质已经下降,所以患有感冒后千万不要"扛",要马上去医院治疗。尤其是在高热三天后如果体温仍未下降,要立刻去医院。

4.远离传染源　如果周围有患感冒或肺炎者,老年人要远离之,避开传染源,以免被传染。

5.注射疫苗　年龄大于 65 岁者可注射流感疫苗。对年龄大于 65 岁或不足 65 岁,但有心血管、肺疾病、糖尿病、酗酒、肝硬化和免疫抑制者(如 HIV 感染、肾衰竭、器官移植受者等)可注射肺炎疫苗。

6.养成良好的生活习惯　戒烟戒酒,搞好居室环境卫生,注意居室清洁通风,保持空气清新。

三、护理与康复

1.一般护理

(1)休息:急性期患者应卧床休息,减少活动,以减少组织器官对氧的需要,有助于全身各组织修复功能。有休克时,应采取去枕平卧,尽量少搬动。

(2)环境:患者住处应保持安静,阳光充足,室内清洁舒适,室内温度湿度适宜,应拒绝探视。

(3)保温:患者出现寒战时应加强保暖,适当增加被褥和衣服。

(4)饮食:应给予足够热能、蛋白质、维生素易消化的流质或半流质软食,以补充高热引起的营养物质和水电解质的消耗。鼓励多饮水,每日饮水 1000～2000 毫升。重症患者应静脉补液。

(5)吸氧:呼吸困难者应采取半坐位,用鼻导管吸氧,流量为每分钟 2～4 升/分钟,休克型肺炎每分钟 4～6 升/分钟。组织缺氧吸氧可以纠正,改善呼吸困难,使患者呼吸逐渐平稳,发绀减轻或完全消失。

（6）保持口腔、皮肤清洁：要定时清洁口腔，保持口腔湿润、舒适。出汗多时，应勤换褥单、衣服，以保持皮肤干燥清洁。

2. **病情观察**　要密切观察患者的生命体征、神志、面色和尿量等。如发现患者神志不清、面色苍白、四肢厥冷；血压下降至90/60毫米汞柱以下，脉压小、呼吸不规则；体温过高或体温不升；少尿或无尿等，即休克的征兆，应立即报告医师进行处理。

3. **治疗配合与护理**

（1）休克型肺炎护理

①立即将患者安置于监护室，并有专人护理。去枕平卧，抬高下肢约30°，减少搬动，注意保暖，忌用热水袋。

②立即建立静脉通路，并维持输液管通畅，遵医嘱正确执行治疗，并注意观察和预防各种治疗药物不良反应。

③观察输液速度，速度太快或药物浓度太高，血压快速上升，导致患者剧烈头痛、头晕、恶心、呕吐及烦躁不安。

④防止药液外漏造成局部组织缺血坏死。

⑤促进有效排痰。

（2）高热护理：高热患者采用乙醇擦浴，水袋、冰帽进行物理降温，以逐渐降温为宜，严防虚脱，不宜用阿司匹林或其他强退热药。

（3）缓解疼痛：胸痛患者采取患侧卧位，早期干咳者可适当给予镇咳药，如维静宁或可待因以减轻痛苦，也可在呼气状态下用宽胶布固定患侧胸部，以降低呼吸幅度而减轻胸痛。

4. **心理护理**　护士或家属应耐心向患者解释病情，精神上安慰患者,在生活上给予帮助,消除患者各种顾虑。

四、对青霉素类药物的用药监护

青霉素类抗生素具有对敏感细菌疗效好、组织分布广、毒性小、价格便宜等优点。青霉素 G 口服吸收差,肌内注射吸收好,肌内注射后 0.5 小时可达到血药峰浓度,而后迅速分布至各组织和体液中,以胃、肺、横纹肌和脾中含量较高。

1. 禁忌证　对青霉素类过敏者禁用。

2. 风险评估　青霉素皮试阴性者,不能完全排除过敏反应的可能;大剂量青霉素钾或钠静脉注射可能会出现高钾血症或高钠血症。

3. 老年人用药监护　老年人应在用药前监测肾功能,根据肾功能情况可减量或延长给药间隔。

4. 药物相互作用监护　氯霉素、四环素类和磺胺类药等抑菌剂可干扰青霉素的杀菌作用,不宜与青霉素合用。

5. 药物不良反应监护　青霉素鞘内注射和全身大剂量使用可导致青霉素脑病;变态反应表现为过敏性休克、溶血性贫血、血清病型反应、药疹、头晕、血管神经性水肿等。

五、健康教育

1. 向患者介绍肺炎的基本常识,强调预防的重要性,加强锻炼身体。

2. 患者应卧床休息,补充足够的蛋白质、热能及多种维生素。

3. 要求患者避免受凉、过劳、酗酒等诱发因素,预防呼吸道感染。

4.既往对青霉素过敏者就诊时要提前告诉医师,用药前要做皮试。

第三节　慢性支气管炎

慢性支气管炎(简称"慢支")是气管、支气管黏膜及其周围组织的慢性非特异性炎症。临床上以咳嗽、咳痰为主要症状,每年发病持续 3 个月,连续 2 年或 2 年以上。早期症状轻微,多于冬季发作,春夏缓解。晚期因炎症加重,症状可常年存在。其病理学特点为支气管腺体增生和黏膜分泌增多。病情呈缓慢进行性进展,常并发阻塞性肺气肿,严重者常发生肺动脉高压,甚至肺源性心脏病。本病为我国常见多发病之一,发病年龄多在 40 岁以上,吸烟患者明显高于不吸烟患者,在我国患病率北方高于南方,农村较城市发病率稍高。

一、治疗指南

1. 治疗原则

(1)积极祛除病因,如长期吸烟。

(2)急性发作期和慢性迁延期以控制感染、祛痰、镇咳为主。

(3)同时伴以解痉、平喘治疗。

(4)缓解期以增强体质,提高免疫功能为主。

2. 治疗方法　针对慢性支气管炎的病因、病期和反复发作的特点,采取防治结合的综合措施。在急性发作期和慢性迁延期应以控制感染和祛痰镇咳为主。伴发喘息时,应予解痉平喘的治疗。对临床缓解期宜加强锻炼,增强体质,提高机体免疫力,以预防复发为主。

(1)急性加重期的治疗

①控制感染:抗菌药物治疗可选用喹诺酮类、大环内酯类、β-内酰胺类或磺胺类口服,病情严重时静脉给药。如左氧氟沙星 0.4 克,每日 1 次;罗红霉素每次 0.3 克,每日 2 次;阿莫西林每日 2～4 克,分 2～4 次口服;头孢呋辛每日 1.0 克,分 2 次口服;复方磺胺甲噁唑每次 2 片,每日 2 次。如果能培养出致病菌,可按药敏试验选用抗菌药。

②镇咳祛痰:可试用复方甘草合剂 10 毫升,每日 3 次;或复方氯化铵合剂 10 毫升,每日 3 次;也可加用祛痰药溴己新 8～16 毫克,每日 3 次;盐酸氨溴索 30 毫克,每日 3 次;桃金娘油 0.3 克,每日 3 次。干咳为主者可用镇咳药物,如右美沙芬、那可丁或其合剂等。中成药止咳也有一定效果。老年体弱无力咳痰者或痰量较多者,应以祛痰为主,协助排痰,畅通呼吸道。

③平喘:有气喘者可加用解痉平喘药,如氨茶碱 0.1 克,每日 3 次;或用茶碱控释剂,或长效 β_2 受体激动药加糖皮质激素吸入。

(2)缓解期治疗

①戒烟,避免有害气体和其他有害颗粒的吸入。

②增强体质,预防感冒,也是防治慢性支气管炎的主要内容之一。

③反复呼吸道感染者,可试用免疫调节药,如细菌溶解产物、卡介菌多糖核酸、胸腺素等,部分患者可见效。

二、预防策略

1. 预防感冒 避免感冒,能有效地预防慢性支气管炎的发生或急性发作。

2. 调整饮食结构 饮食宜清淡,忌辛辣荤腥。

3. 戒烟 是预防慢性支气管炎的重要措施之一,吸烟会引起呼吸道分泌物增加,反射性地引起支气管痉挛,排痰困难,有利于病毒、细菌的生长繁殖,使慢性支气管炎进一步恶化。

4. 腹式呼吸 能保持呼吸道通畅,增加肺活量,减少慢性支气管炎的发作,预防肺气肿、肺源性心脏病的发生。具体方法:吸气时尽量使腹部隆起,呼气时尽力呼出使腹部凹下。每天锻炼2~3次,每次10~20分钟。

5. 尽量远离有害气体和颗粒 如香烟、烟雾、粉尘、刺激性气体(二氧化硫、二氧化氮、氯气、臭氧等)可损伤气道上皮细胞,使纤毛运动减退,巨噬细胞吞噬能力降低,导致气道净化功能下降。同时刺激黏膜下感受器,使副交感神经功能亢进,使支气管平滑肌收缩,腺体分泌亢进,杯状细胞增生,黏液分泌增加,气道阻力增加。

香烟烟雾还可使氧自由基产生增多,诱导中性粒细胞释放蛋白酶,抑制抗胰蛋白酶系统,破坏肺弹力纤维,引发肺气肿的形成。煤炉散发的煤气能诱发哮喘,厨房居室应注意通风或安装抽油烟机,以保持室内空气新鲜。

6. 消除过敏源 寄生虫、花粉、真菌等能引起支气管的特异性过敏反应,应保持室内外环境的清洁卫生,及时清除污物,消除过敏源。

7. 坚持锻炼,适当休息　增强体质,提高耐寒能力和机体免疫力。可根据自身体质选择适合自己的运动项目,如太极拳、五禽戏、快走等。坚持锻炼能提高机体抗病能力,活动量以无明显气急、心跳加速、过分疲劳为度。

第四节　支气管哮喘

支气管哮喘是一种由嗜酸性粒细胞、中性粒细胞、肥大细胞、T淋巴细胞等多种炎症细胞之间的复杂相互作用引起的支气管慢性炎症,这种炎症使易感者对各种激发因子具有气道高反应性,在外源性和(或)内源性刺激因素触发下而导致广泛的可逆的气道狭窄所产生的综合征。

支气管哮喘发病有2个年龄高峰,最常见于儿童,老年期乃是哮喘发病的第二高峰。哮喘患者中60岁以后首次发病者占3%,而70岁以后发病者<1%。老年支气管哮喘有两种情况:一种是幼年时期或中青年时期开始发病,反复发作,迁延至老年;另一种是进入老年期才初次发病。广义说,凡有支气管哮喘临床表现,年龄>60岁的病例,都可称为老年性哮喘。

据一项调查表明,老年哮喘患病率达2.6%,且有1/4未能得到及时诊断。老年哮喘的严重性不容低估,尽管近年哮喘死亡率有所下降,但老年哮喘死亡率仍居高不下。因哮喘而死亡者以65岁以上老年人居多。既有因诊断不及时和对病情严重程度评估不足所致,亦有因为治疗用药不当,而使病情加重或出现不良反应所致。

一、治疗指南

1. 治疗原则

(1)祛除各种诱发因素。

(2)控制急性发作,保持呼吸道通畅,防止继发感染。

(3)缓解发作,积极应用支气管舒张药。

(4)尽力维持患者正常生活、学习和工作。

2. 治疗方法　目前国内外指南对老年哮喘的治疗无特殊区分。一般认为,老年哮喘的治疗目的和年轻哮喘相同,在于控制症状,减少发作,提高生活质量,而非根治。治疗原则亦类似,但老年哮喘患者有极大的异质性,生理特征不同,病龄长短不一,临床症状轻重不一且不典型,合并肺内或肺外其他疾病,且哮喘的病理生理改变和年轻患者不同,老年哮喘的治疗是个挑战。

老年哮喘的药物治疗目前存在一定的挑战,由于社会经济因素、受教育程度、婚姻状况、疾病严重性等多种因素会导致老年人的依从性较差。而且老年哮喘患者多有并发症,药物之间的相互作用会产生协同、拮抗作用乃至产生严重的不良反应,因此,如何使用最少的药物达到最大的疗效在老年哮喘中显得更加重要。

(1)脱离变应原:部分患者能找到引起哮喘发作的变应原或其他非特异刺激因素,立即使患者脱离变应原的接触是防治哮喘最有效的方法。

(2)治疗哮喘药物

①缓解哮喘发作:此类药物主要作用为舒张支气管,故也称支气管舒张药。

· β_2 肾上腺素受体激动药(简称 β_2 激动药):是控制哮

喘急性发作的首选药物。常用的短效 β 受体激动药有沙丁胺醇、特布他林和非诺特罗,作用时间为 4～6 小时。长效 β_2 受体激动药有福莫特罗、沙美特罗及丙卡特罗,作用时间为 10～12 小时。长效 β_2 激动药尚具有一定的抗气道炎症,增强黏液-纤毛运输功能的作用。不主张长效 β_2 受体激动药单独使用,须与吸入激素联合应用。

- 抗胆碱药:吸入抗胆碱药(如异丙托溴铵)为胆碱能受体(M 受体)拮抗药,可以阻断节后迷走神经通路,降低迷走神经兴奋性而起舒张支气管作用,并有减少痰液分泌的作用。与 β_2 受体激动药联合吸入有协同作用,尤其适用于夜间哮喘及多痰的患者。可用 MDI(定量气雾剂),每日 3 次,每次 25～75 微克或用 100～150 微克/毫升的溶液持续雾化吸入。约 10 分钟起效,维持 4～6 小时。不良反应少,少数患者有口苦或口干感。近年发展的选择性 M_1、M_3 受体拮抗药如泰乌托品(噻托溴铵)作用更强,持续时间更久(可达 24 小时)、不良反应更少。

- 茶碱类:是目前治疗哮喘的有效药物。茶碱与糖皮质激素合用具有协同作用。

口服给药包括氨茶碱和控(缓)释茶碱,后者因其昼夜血药浓度平稳,不良反应较少,且可维持较好的治疗浓度,平喘作用可维持 12～24 小时,可用于控制夜间哮喘。一般剂量每日 6～10 毫克/千克体重,用于轻-中度哮喘。静脉注射氨茶碱首次剂量为 4～6 毫克/千克体重,应缓慢注射,注射时间大于 10 分钟,静脉滴注维持量为每小时 0.6～0.8 毫克/千克体重。每日注射量一般不超过1.0克。静脉给药主要应用于重、危症哮喘。

②控制或预防哮喘发作：此类药物主要治疗哮喘的气道炎症，亦称抗炎药。

• 糖皮质激素：是当前控制哮喘发作最有效的药物。可分为吸入、口服和静脉用药。

吸入剂：吸入治疗是目前推荐长期治疗哮喘的最常用方法。常用吸入药物有倍氯米松、布地奈德、氟替卡松、莫米松等，后二者生物活性更强，作用更持久。通常需规律吸入一周以上方能生效。根据哮喘病情，吸入剂量在轻度持续者一般每日200～500微克，中度持续者一般每日500～1000微克，重度持续者一般每日大于1000微克（不宜超过每日2000微克）（氟替卡松剂量减半）。吸入治疗药物全身性不良反应少，少数患者可引起口咽念珠菌感染、声音嘶哑或呼吸道不适，吸药后用清水漱口可减轻局部反应和胃肠吸收。长期使用较大剂量（每日＞1000微克）者应注意预防全身性不良反应，如肾上腺皮质功能抑制、骨质疏松等。为减少吸入大剂量糖皮质激素的不良反应，可与长效 β_2 受体激动药、控释茶碱或白三烯受体拮抗药联合使用。

口服剂：有泼尼松、泼尼松龙。用于吸入糖皮质激素无效或需要短期加强的患者。起始每日30～60毫克，症状缓解后逐渐减量至每日≤10毫克。然后停用，或改用吸入剂。

静脉用药：重度或严重哮喘发作时应及早应用琥珀酸氢化可的松，注射后4～6小时起作用，常用量为每日100～400毫克，或甲泼尼龙（每日80～160毫克）起效时间更短（2～4小时）。地塞米松因在体内半衰期较长、不良反应较多,宜慎用,一般为每日 10～30 毫克。症状缓解后逐渐减量,然后改口服和吸入制剂维持。

- LT 调节药通过调节 LT 的生物活性而发挥抗炎作用,同时具有舒张支气管平滑肌。可以作为轻度哮喘的一种控制药物的选择。常用半胱氨酸 LT 受体拮抗药,如孟鲁司特每次 10 毫克,每日 1 次;或扎鲁司特 20 毫克,每日 2 次。不良反应通常较轻微,主要是胃肠道症状,少数有皮疹、血管性水肿、转氨酶升高,停药后可恢复正常。

- 其他药物:酮替酚和新一代组胺 H_1 受体拮抗药阿司咪唑、曲尼司特、氯雷他定在轻症哮喘和季节性哮喘有一定效果,也可与 β_2 受体激动药联合用药。

二、预防策略

1. 营造舒适的生活环境　每天进行室内通风换气,室温保持在 18～20℃,相对湿度 50％～60％,保持房间清洁,以湿式清扫,避免灰尘飞扬,注意打扫死角灰尘,避免能引起过敏的螨虫滋生。保持室内空气流通,保持环境舒适与室内空气新鲜、洁净,避免与过敏原接触。避开花粉,由花粉引起的哮喘多呈明显的季节性。哮喘患者的衣被、床上用品也应少用丝绵及羽绒制品。注意防寒保暖,季节变换及早、晚温差大时容易着凉,要及时增加衣服,预防感冒。寒冷天气外出时,酌情戴口罩、围巾,使颈部保暖,防止气管炎发作。在衣料的选择上,羊毛内衣、鸭绒背心、动物毛皮衣物,以及腈纶、涤纶等化学纤维衣料,易引起哮喘发作,故哮喘患者的内衣以纯棉织品为宜,且要求面料光滑、柔软平整,衣服不宜过紧。另外,哮喘患者的衣裤要经常拿到太阳下暴晒,以杀灭虫螨等致病菌。

2. 调整饮食结构 由于哮喘患者蛋白质的消耗量大,为了补偿蛋白质和增强抵抗力,应多选择食用鸡蛋、牛奶、瘦肉、大豆及豆制品等。目前医学上已确认有许多食物可引起哮喘发作,如新鲜海鱼、虾、蟹等,哮喘者应避免食用。根据老年哮喘患者的饮食习惯和特点,做一些易消化、富含营养的饮食,宜少量多餐,并多吃水果和蔬菜。饮食以高蛋白、高钙、低糖类、低盐的流质或半流质饮食为主,少量多餐。平时家庭就餐时,避免进食诱发哮喘的食物,如海鲜、蛋类、乳类、葱、蒜等。哮喘发作时,应少吃胀气及难以消化的食物,如豆类、马铃薯、地瓜等,避免腹胀压迫胸腔而加重呼吸困难。寒性哮喘者不宜多食性偏凉的食物,如生梨、菠菜、毛笋等,而应进食性温食物如羊肉、鹅肉、姜、桂等;而热性哮喘者则正好相反,荸荠、白萝卜、胡桃肉、大枣、芡实、莲子、山药等具有健脾化痰、益肾养肺之品,对防止哮喘发作有一定作用。

3. 坚持适当锻炼 对于哮喘患者来说,适当运动有以下的益处:促进身体与精神放松,缓解支气管痉挛,减少发作;增强机体非特异性免疫力与脱敏作用,改善对气候等外在环境变应原的适应性;改善心血管功能和肺部血液循环,减轻支气管和小支气管的痉挛,促进痰液的稀释和排出。所以,运动对于哮喘患者的康复是非常重要的。

运动的适宜项目包括耐寒锻炼、体能锻炼、调整呼吸锻炼等。具体方法如下。

(1)耐寒锻炼:冷水浴面,冷水擦身,冷水淋浴,冷水浸泡,依次循序渐进,持之以恒;冬天每天睡前脱掉内衣换睡衣;晨起户外锻炼。

(2)体能锻炼:游泳、太极拳、瑜伽、散步、慢跑等。

(3)调整呼吸锻炼:掌握正确的腹式呼吸方法,延长呼气。要领是以 1∶3 的吸、呼比例逐步进行训练。

三、护理与康复

1. 一般护理

(1)宜给予清淡、易消化、足够热能的饮食和水分。每日补充水分 2500～3000 毫升,必要时可静脉补液,但补液速度不可太快,以每分钟 40～60 滴为宜。重症患者,及时而有效地补充液体,纠正失水以稀释痰液,可促进排痰改善通气功能。

(2)发作期禁止食用鱼虾蟹、牛奶等易过敏的食物。

(3)支气管哮喘发作时协助患者采取舒适的坐位、半卧位或用小桌横跨于腿部,使患者可快速休息,以减少体力消耗。

(4)氧疗通常采用鼻导管法,一般流量为每分钟 2～4 升吸氧,伴发二氧化碳潴留时,应给予低流量(每分钟 1～2 升)且持续吸氧。吸氧时应注意湿化气道,保持气道通畅。

(5)哮喘患者对天气变化尤其敏感,室内应保持空气新鲜、流通、适当的温度和湿度。

(6)室内不宜有花草,不宜使用羽绒枕或羽绒被。地面、床单宜采用湿式打扫,以免吸入变应原而诱发或加重哮喘。

2. 病情观察 应密切观察患者的呼吸变化,发现呼吸困难、发绀加重、烦躁不安等表现,将提示已经出现呼吸功能不全;如突然出现胸痛,则提示可能合并自发性气胸,应立即报告医师或在家里也应该立即去医院就诊,以求尽快处理。

3. 自发性气胸的护理

(1)立即卧床休息,半卧位,避免过度活动。

(2)根据缺氧程度和血气结果,适当调节吸氧流量。

(3)遵医嘱适当使用镇咳药。

(4)做好胸腔排气的准备与护理。

(5)备好用品,做麻醉皮试。

(6)患者出现胸痛、气短、烦躁不安、刺激性咳嗽、大汗不止、呼吸困难、发绀等,必须进行排气。

(7)做排气手术,要严格无菌操作,严防感染。

(8)术后肺复张前应安排卧床。

(9)若出现呼吸困难,血压下降,脉搏增快,面色发绀时,应立即报告医师或送医院治疗。

(10)患者呼吸困难加剧,咳嗽,咯粉红色泡沫状痰,提示有肺水肿的可能,应紧急处理,并做好护理记录。

(11)应使患者保持大便通畅。

4. 心理护理

(1)护士或家属应加强责任心,注意观察病情变化。

(2)及时了解患者的心理变化,尽可能守护于床边,多安慰患者。

(3)采用暗示、诱导方法,使患者产生安全与信任感,以利于稳定情绪、缓解症状。

四、用药监护

1. 沙丁胺醇的监护 指导患者正确使用雾化吸入药，保证有效吸入药物的治疗剂量。指导患者按需用药，不宜长期用药，避免出现耐药性或不良反应。少数患者用药后出现头晕、头痛、心悸、手指颤抖等不良反应，但停药后可自动消失。

2. 茶碱类药的监护 氨茶碱毒性大，安全范围窄，快速静脉推注可引起心律失常、血压下降，甚至导致死亡。故静脉注射浓度不宜过高，速度不宜过快，用药中最好监测氨茶碱血浓度，安全浓度为 6～15 毫克/毫升。

3. 糖皮质激素类气雾剂监护 是防治哮喘有效药物，用药时观察药物的不良反应，嘱患者不可自行减量加量或停药。

五、健康教育

1. 向患者介绍哮喘的基本常识，促其知晓避免接触或吸入致敏原的知识，拒绝应用可能诱发哮喘的药物。

2. 向患者讲解本病发作与精神因素和生活压力有关，保持乐观心态和有规律的生活方式，可以减少或预防本病发病，应有充足的睡眠，避免过劳。

3. 改变饮食习惯，向患者说明牛奶、鱼虾等食品可能诱发哮喘发病，宜避免食用，也要远离刺激性食物（如烟、酒），要多饮水。

4. 鼓励患者有规律进行身体锻炼，如保健操、慢跑、散步、太极拳、养生功等，以增强体质，提高免疫功能，预防感冒。

5. 调整环境,居室空气流通、新鲜,避免受凉,吸烟者应戒烟。室内不宜种植花草,不要饲养猫、狗等动物。

6. 室内不用地毯,不用羽绒枕。

7. 积极预防感染,受凉后易发生上呼吸道感染而诱发哮喘、慢性阻塞性肺疾病、肺心病等,应预防感冒。

8. 冬秋季节前按医嘱进行预防性治疗,可用哮喘菌苗、核酸酪素等预防注射。

第五节　慢性阻塞性肺疾病

慢性阻塞性肺疾病,简称慢阻肺。主要临床表现为慢性咳嗽、咳痰、胸闷、气短等呼吸道症状。是由于冷空气、汽车尾气、吸烟、感染、雾霾、环境污染等多种因素刺激细支气管,导致细支气管发生炎症,引起终末细支气管远端的气道弹性降低,过度膨胀,充气和肺容量增大,并有气道壁的破坏,肺泡互相融合形成大的气肿囊腔,即肺气肿。近年慢阻肺有逐渐增多的趋势。且 45 岁以后有随年龄的增长而增加,是严重危害中老年人健康的常见病。应采取积极的预防措施。

一、治疗指南

1. 治疗原则

(1)要进行健康教育。

(2)正确合理应用支气管舒张药。

(3)积极止咳化痰治疗。

(4)坚持家庭氧疗。

2.治疗方法

(1)稳定期治疗

①患者戒烟。

②控制职业性或环境污染。

③支气管扩张药,如沙丁胺醇气雾剂、茶碱缓释片等,以改善症状,提高生活质量。

④祛痰药,氨溴索(沐舒坦)、氯化铵等,以促进排痰,保持呼吸道畅通。

⑤对明显缺氧者可采用长期家庭输氧治疗,用鼻导管或鼻塞吸氧。

⑥长期吸入糖皮质激素适合重度和极重度患者。

⑦康复治疗,如呼吸生理治疗、营养支持等。

⑧可用增强免疫药物,如胸腺素、流感疫苗、肺炎疫苗等。

(2)急性加重期治疗

①控制性氧疗,低流量吸氧(每分钟 1~2 升),可用鼻导管或面罩给氧。

②控制感染,选用适当的抗菌药物。

③支气管扩张药,同稳定期用药。

④糖皮质激素,对急性加重期患者可口服或静脉给予。

⑤祛痰药,同稳定期用药。

⑥进食高蛋白、高热能、多种维生素、易消化的饮食。

二、预防策略

1.加强卫生知识宣传,提高对慢阻肺的认知　慢阻肺的治疗目的在于改善呼吸功能,提高患者工作、生活能力。

而并发症是不可能逆转的,只能解除气道阻塞中的可逆因素而已。

我国医疗行政部门、各界媒体及广大医务人员应积极向社会公众宣传慢阻肺的发生发展转归及预后等科学知识,以提高对本病的知晓率,积极主动预防,宣传戒烟对本病的重大意义。

2. 积极预防呼吸系统感染　老年人冬季积极预防流行性感冒、支气管炎、肺炎。因为老年人呼吸系统功能减退,抵抗力下降,容易成为病原微生物感染的对象,更应及早接种疫苗。

3. 及时查体,早期发现慢阻肺　长期吸烟者及其家庭成员、长期在空气污染中工作、生活的人群以及其他高危因素与高危人群、家庭未使用抽油烟机的家庭成员等,每年至少到医院进行全面体检1～2次,主要进行肺功能检测,这可以最早期、最方便、最有效发现慢阻肺。如发现肺功能下降,即可早期防治,以免病情隐性进展。

4. 厨房应及时排烟　烹饪前先打开抽油烟机,关火后抽油烟机仍要开5分钟,可以抽走残留烟雾。烹饪时也应开厨房窗户和门,可以形成空气对流,减少油烟污染。

5. 远离PM2.5　重度污染的天气,老年人不宜外出,不宜开窗;中度污染也不宜进行室外锻炼,必须外出时戴防尘口罩,尽量减少吸入雾霾,可以预防慢阻肺。有条件家庭应配置空气净化器。

6. 其他　加强营养,提高免疫力。适度运动,增强体质。培养良好心态。戒酒,忌食辛辣食品。

三、护理与康复

1. 一般护理

（1）起居护理：环境要安静，空气流通，室温 25℃ 左右，并有一定湿度。症状较重者取舒适的半坐位或坐位，保持口腔鼻部清洁，并进行口腔护理。保证有充足的睡眠、休息，保持皮肤清洁，预防压疮。避免过度活动。

（2）饮食护理：应给予低盐、低脂、高蛋白、高热能食物；以半流质饮食及软食为主。有水肿和腹水者，要严格限制钠盐和含钠盐高的食品摄入。

2. 病情观察及护理

（1）评估生命体征。

（2）观察并记录患者咳嗽、咳痰性质、特点及痰量。

（3）观察患者呼吸困难、发绀、头痛程度及神志变化。

（4）观察患者自理能力和排出气道内分泌物的能力。

（5）协助患者有效咳嗽及咳痰，保持呼吸道通畅。

（6）指导患者做有效咳嗽与咳痰方法。

（7）对体弱无力者，要按时协助更换体位，叩击背部，以促排痰。

（8）按医嘱给予雾化吸入，湿化气道。

（9）对清理呼吸道无效者，应在无菌操作下给予吸痰。

3. 按医嘱给予氧疗

（1）宜采取鼻导管吸氧。

（2）低流量（每分钟 1～2 升）持续氧吸入。

（3）氧气湿化瓶内藏以灭菌蒸馏水，并每天更换 1 次，湿化瓶应按时进行消毒。

（4）根据病情监测血气指标、呼吸频率与节律，观察呼吸困难、发绀改善情况及神志状态变化，以掌握氧疗效果。

（5）指导患者用鼻吸气与经口缩唇呼气，进行腹式呼吸等加强呼吸功能锻炼方法。

（6）按医嘱执行解痉平喘、止咳祛痰、抗感染治疗。

4. 心理护理　　做好患者的心理护理，以解除患者精神紧张和焦虑，使之情绪稳定，平稳呼吸。

四、沙丁胺醇气雾剂的用药监护

沙丁胺醇类气雾剂是首选方案，也是控制慢阻肺症状的主要治疗措施，对缓解症状、减轻急性加重、改善肺功能及提高生活质量有重要作用。但长期单一应用，可产生耐药性，应避免长期单独应用。

本类药物种类较多，按起效时间可分为速起效（数分钟起效）和缓慢起效（≥0.5 小时起效）；按照作用时间可分为短效（作用维持 4～6 小时）和长效（作用维持≥12 小时）。常用的药物如沙丁胺醇和特布他林等。

口服短效药物方便，但有心悸、骨骼肌震颤等不良反应；注射药物作用迅速，但全身不良反应率高，临床很少应用。

贴剂经皮肤吸收，可减轻全身不良反应，每日只需 1 帖，效果可持续 24 小时，使用方法简单。

本类药能增加肌糖原分解，可导致血乳酸、丙酮酸升高，并产生酮体。

糖尿病患者应用时可引起酮中毒或乳酸中毒。

五、健康教育

1. 一般教育　指导患者远离粉尘、烟雾、有害气体吸入。

2. 用药教育

(1)雾化吸入时,患者要采用半坐位或坐位,尽量放松心态,用嘴包紧口含器,缓慢地深吸气,屏息片刻,再慢慢地用鼻呼气,呼气时要闭口,以免气雾随之呼出造成药物浪费。

(2)雾化时不让药液溅入眼内。

(3)氨茶碱安全范围窄,个体差异大,应监测其血药浓度。

(4)加强营养,进行适当的体力运动,增强体质,提高机体免疫功能和抗病能力。

(5)教会患者进行呼吸功能锻炼方法。

(6)避免对呼吸道刺激,如戒烟、预防呼吸道感染。

(7)指导患者家属和患者进行家庭氧疗方法。

(8)学习有关肺的生理和病理的基本知识。

(9)知晓吸烟的危害和保护呼吸道的重要性。

3. 康复治疗

(1)预防性、综合性医疗:慢阻肺病程较长,且反复发作,又因并发症致病情复杂多变、严重化,致使康复训练困难,若发展为肺心病、急性呼吸衰竭而预后不佳。因此,康复治疗应是全面而综合性的,尤其要重视缓解期的医疗和护理,体现出预防为主的策略。

①必须戒烟。

②预防感冒。

③积极治疗支气管炎。

④抗感染。

⑤及时控制心衰。

⑥纠正酸中毒。

⑦治疗呼吸功能不全。

（2）腹式呼吸训练方法

①向患者说明这种呼吸方式的原理和操作要点，要求患者配合。

②让患者取 45°仰卧位，背部靠稳，全身放松。

③吸气时腹壁放松，腹部隆起，膈肌收缩下降；呼气时腹壁收缩，腹部下陷，膈肌松弛上升。患者可以将双手掌分放在两侧肋下的上腹部，吸气时体会膈肌下降，呼气时稍加压迫。注意吸与呼都要缓慢而均匀，避免强行鼓腹。一般吸短呼长，时间比为 1:2 或 1:3，每日训练 2 次，每次 10～15 分钟。

（3）缩唇呼气训练：即呼气时双唇向前突出，呈吹口哨样，让气体均匀徐缓地自双唇间逸出，吸气则经鼻腔。类似的练习还有吹烛、吹瓶的方法。

（4）运动疗法：呼吸肌锻炼不能改善全身运动的力量和耐力。老年人和限制活动及长期卧床的患者，容易导致废用的并发症，因此全身性运动必不可少，锻炼强度与方式应该根据患者个体情况而定。原则上是实行低强度，延长时间，增加次数。每次 10～20 分钟，每天 4～5 次。逐渐适应后可逐渐延长至每次 20～30 分钟，每天 3～4 次。如散步、慢跑、骑自行车、园艺和家务劳动等。

运动锻炼可增强体质，防止病情发展，减少心率和呼吸率，提高氧利用和呼吸的效率。

（5）心理治疗：慢阻肺患者多有情绪低落，缺乏自信与自尊，甚至精神紧张、抑郁。精神障碍与躯体损害的互相作用，导致病情加重，以下治疗有利于改善心理状态。

①渐进性练习可减少患者对于活动和呼吸困难的恐惧心理。

②制订康复目标的计划有助于增强信心。

③掌握自我护理意义和适应康复训练，可提高患者参与的积极性或主动性。

④从集体活动中可得到相互鼓励和支持。

第六节　呼吸衰竭

呼吸衰竭是由于肺通气不足、弥散功能障碍和肺通气/血流比例失调等因素，使人体在静息状态下吸入空气时出现低氧血症和（或）二氧化碳潴留而引起一系列生理功能和代谢紊乱的临床综合征。根据发病缓急可分为慢性呼吸衰竭和急性呼吸衰竭；按动脉血气可分为Ⅰ型呼吸衰竭和Ⅱ型呼吸衰竭。它是一种功能障碍状态，可因肺部疾病引起，也可能是多种疾病的并发症。老年人出现呼吸衰竭一般是由于呼吸道的各种慢性疾病逐渐发展致肺部通气和换气功能受损障碍出现的一种严重表现，老年慢性呼吸衰竭的病死率在90％以上。

一、治疗指南

1. 治疗原则

（1）保持呼吸道通畅。

（2）纠正缺氧及二氧化碳潴留。

（3）纠正代谢紊乱。

（4）治疗各种并发症。

2.治疗方法

（1）保持呼吸道通畅

①清除呼吸道分泌物，缓解支气管痉挛。应用祛痰药、解痉药、平喘药。

②扩张支气管，稀释痰液，鼓励患者咳出黏痰，必要时应行气管插管，或行气管切开，建立人工气道。

（2）氧疗

①Ⅰ型呼吸衰竭应给予高浓度氧疗。

②Ⅱ型呼吸衰竭应给予低流量（每分钟 1～2 升）持续吸氧。

（3）增加通气量：给予呼吸兴奋药，如尼可刹米，能提高呼吸中枢兴奋性，以增加通气量，降低二氧化碳分压，并能提高血氧分压。

（4）控制感染：根据痰培养结果，选用有效抗生素治疗。

（5）保持水电解质平衡：对水电解质平衡紊乱者，要早发现、早治疗。

（6）防治并发症：对肺性脑病、休克、上消化道出血、心功能失常、急性肾衰竭、弥散性血管内凝血等并发症，要做到早诊断、早预防、早治疗。

（7）营养治疗：对昏迷患者应及时给予鼻饲，必要时给予静脉高营养。

二、预防策略

1.坚持运动，增强体质　中老年人应当坚持有氧运动，有氧运动是指人体在不缺氧的情况下进行的运动,如慢跑、做广播操、打羽毛球、散步、骑自行车、游泳等。有氧运动使心率在每分钟 110～130 次,由于加速血液循环,促进人体组织新陈代谢,加速有害产物的排出,提高身体素质,如能坚持冷水洗脸可以增强抗寒能力,使身体对疾病有足够的抵抗力。

2. **劳逸结合,保证睡眠** 人的一生中,将近 1/3 的时间是在睡眠中度过的,一个人活到 60 岁,要睡 20 年。人的生命,人的体质,人的健康,都离不开睡眠,人的生命开始活动,就必须产生各种代谢产物,它在体内堆积到一定量时,人体就会出现疲劳感,这是生理功能接近最高限度的信号,这时需要休息,而睡眠正是最完整的休息,人工作过量,就会疲劳过度,机体生理功能出现紊乱,神经功能失调,人体抵抗力下降,工作效率降低,易发生疾病。一般说来,中年以后每天睡眠应在 7～8 小时。睡觉醒来全身轻松,疲劳清除,精力恢复为佳。

3. **预防呼吸道感染** 呼吸道感染是人群中极为常见的一种疾病,上呼吸道反复发作急性炎症,久而久之,就会并发慢性支气管炎、支气管哮喘、肺炎、肺阻塞性疾病、肺心病、肺心脑病等。

调查发现,有 60%～90% 的呼吸道感染是由于着凉感冒后而引起急性发作。因此,应根据自身体质和环境,坚持体育运动,提高机体抵抗力,尤其要增强耐寒能力,可以预防呼吸道感染。

4. **戒烟,不吸烟** 吸烟能抑制气管的纤毛运动,减弱肺泡中巨噬细胞的吞噬杀菌作用,促使支气管的分泌物增加,容易诱发支气管痉挛。吸烟者最易患慢性支气管炎、病情重,进展快,并发症多。每天吸烟15~20支者比不吸烟者患支气管炎的死亡率高12倍,而戒烟是有益而无害。对于患有急性支气管炎的人来说,为了预防呼吸衰竭,应立即戒烟或不吸烟。

5. 戒酒能预防感冒　人在饮酒后,会感到全身温暖是因为酒中的乙醇经过胃肠吸收进入血液循环后,使人体皮肤的毛细血管扩张,血流加快,导致体内热能加速散发到体表,因此使人感到全身发热温暖。但血流加快后会导致体内大量的热能通过皮肤散发,进而使人体体温下降。故极易使人出现受凉感冒,诱发呼吸道感染。

6. 积极治疗原发疾病　对于各种肺部疾病及胸部疾病、脑血管病,应积极治疗,防止进一步恶化,可以降低呼吸衰竭的发生。

7. 早发现、早治疗呼吸衰竭先兆　对患有呼吸系统疾病及脑血管疾病患者,一旦出现呼吸节律改变或呼吸困难时,应想到有发展呼吸衰竭的可能,宜早期诊断,早期治疗,防止进一步发展。

8. 生活照护

(1)居室要定时通风换气,保持室内空气新鲜,温度、湿度合适。

(2)给予高蛋白、高脂肪、低糖和适量多种维生素,少量、易消化的流质饮食。

三、护理与康复

1. 一般护理

(1)正确吸氧:应根据病情和血气分析结果采取不同的吸氧方法和吸氧浓度。

①Ⅰ型呼吸衰竭:若血氧分压在 $50\sim60$ 毫米汞柱,血二氧化碳分压<50 毫米汞柱,可用一般流量(每分钟 $2\sim4$ 升)吸氧;若血氧分压<50 毫米汞柱,血二氧化碳分压正常,可在短时间内高流量(每分钟 $4\sim6$ 升)吸氧,但当血二氧化碳分压>70 毫米汞柱时,逐渐减少给氧浓度,以避免长期高流量吸氧导致氧中毒。

②Ⅱ型呼吸衰竭:若血氧分压<50 毫米汞柱,血二氧化碳分压>50 毫米汞柱时,应持续低流量(每分钟 $1\sim2$ 升)、低浓度 $25\%\sim29\%$ 吸氧。以防止缺氧纠正过快,减弱其对呼吸中枢的兴奋作用,而加重二氧化碳潴留。

在吸氧过程中应专人负责监护,密切观察疗效,根据病情和血气分析结果,调整吸氧浓度,避免发生氧中毒或二氧化碳潴留,保持湿化吸氧和氧管通畅,并定时消毒与更换,严防交叉感染。

若发绀消失、神志清楚、精神好转,血氧分压>60 毫米汞柱,血二氧化碳分压<50 毫米汞柱,提示氧疗有效。

(2)改善环境:卧室环境应安静、舒适,保持空气流通、新鲜,适宜的温度和湿度,远离刺激性气体。

(3)休息:患者应绝对卧床休息,慎用镇静药,出现严重呼吸困难者宜采取半坐位或端坐位,必要时设置床边桌,以使患者伏桌休息,以利心肺功能的恢复。

2. 病情观察

(1)注意观察并记录患者的生命体征、精神状态、尿量、呕吐物及粪便颜色和量的变化。

(2)遵医嘱正确进行血气分析、临床生化和肾功能等标本的采集。

（3）关注相关检验结果与报告，及时发现病情变化并报告有关医师或送医院就医。

3. 治疗配合和护理

（1）协助患者排痰：如翻身拍背或体外振动的排痰方法。

（2）抗生素应用配合，严格执行医嘱：按时、按量、给药方式和途径用药，保证有效的血药浓度。

（3）呼吸兴奋药应用的配合：常用的呼吸兴奋药有尼可刹米、洛贝林等。在用药观察时发现患者出现呕吐、烦躁、颜面潮红、肌肉颤动等表现，提示用药过量，应及时报告医师给予对症治疗。

（4）建立人工气道的配合：当患者有窒息、极度衰竭、昏迷时，或血二氧化碳分压进行性增高时，常需要建立人工气道，如气管插管或气管切开、机械通气等。

医师操作中，应配合注意吸入气体的加温与湿化，以达到有效吸痰的目的，吸痰管必须超过导管顶端，吸痰时要边抽边旋转吸痰管，可以将深部分泌物吸出，必要时可先行气道湿化使痰液稀释易于排出，防止管道阻塞。

（5）气囊充气与放气的配合：一般气囊充气压力＜15 毫米汞柱，每隔 6～8 小时放气一次，每次放气前先抽气道内分泌物，再缓慢抽气囊内气体，放气后 5～10 分钟后再充气。每次操作前后均需测量插管末端到牙齿的距离并进行对比，以确保插管固定良好无滑脱。

（6）气管切开的配合：在医师操作中，要注意配合预防感染，坚持每天用生理盐水清洗气管切开处的伤口，再用 75％的乙醇消毒周围皮肤，更换无菌敷料。

（7）气管内套管护理：气管内套管每隔 4～6 小时取出清

洗、煮沸、消毒后再插入。外套管 7～8 天更换 1 次,并注意气道湿化,以利痰液稀释及抽吸,如雾化吸入、向气管内套管内滴入生理盐水 2～3 毫升,一般情况下每 15～20 分钟吸痰 1 次,每次吸痰时间不超过 15 秒。

(8)机械通气的护理:准备好清洁、功能完好的呼吸机及供氧设备,做好呼吸机与患者人工气道连接口是否紧密、合适,严防脱落或漏气,并保证气道通畅;做好呼吸道湿化,每隔 20～30 分钟直接向气管内滴入生理盐水 3～5 毫升,24 小时湿化液体为 250～500 毫升。

根据病情和血气分析检测结果调整呼吸机工作参数:如潮气量、压力、呼吸频率、呼与吸时间比例和吸氧浓度。

通气管合适的标志:吸气时能看到患者胸廓起伏,自发呼吸与呼吸机无拮抗,两肺听诊呼吸音清楚,患者生命体征恢复正常并稳定,神志清楚,表现安静。

①防止机械通气的并发症发生:发现通气不足、通气过度、血压下降、气管导管阻塞或脱出、气压伤、医院内感染等,立即报告医师进行有效处理。

②神志清楚的患者的护理:对轻度至中度呼吸衰竭者、神志清楚者、能合作者,均适用双相式气道内正压通气(经鼻罩机械通气的非创伤性呼吸衰竭抢救装置)。坚持间歇性翻身,防止肺泡受压,使全部肺组织都参与通气,多饮水以稀释痰液,使痰易于咳出。

③停机前后护理:帮助患者树立信心,有步骤有序撤机,并进行呼吸机的终末消毒与保养。

4.心理护理

(1)护士或家属要多了解和关心患者的心理负担和

顾虑。

（2）对建立人工气道和使用机械通气治疗的患者，无论其意识清醒与否，均应受到尊重。

（3）护士和家属均应主动接近患者，增加床旁巡视、照料。通过语言或非语言交流，给予精神安慰。

（4）在采用各项医疗护理措施前，应向患者简要说明意义，并以同情、关切的态度，并且有条不紊地工作给患者以安全感，可增强患者的自信心和通气效果。

四、抗生素类的用药监护

呼吸道和肺部感染是呼吸衰竭的常见诱因，即使非感染因素诱发的呼吸衰竭很快也会发生继发感染。所以，几乎所有患者都应给予抗感染治疗，特别是老年呼吸衰竭患者。

头孢菌素类药物与青霉素类药物作用相似。第一代：头孢唑林、头孢噻吩、头孢氨苄、头孢拉定等。第二代：头孢呋辛、头孢克洛、头孢替安、头孢丙烯等。第三代：头孢曲松、头孢噻肟、头孢哌酮、头孢他啶、头孢克肟等。第四代：头孢吡肟、头孢匹罗等。第一、二、三代头孢菌素对革兰阳性菌作用依次减弱，对革兰阴性菌作用依次增强，第四代头孢菌素对革兰阳性菌和阴性菌的作用均较强。四代头孢菌素的肾毒性依次降低，对 β-内酰胺酶的稳定性依次升高。

1. 禁忌证　对头孢菌素类药物过敏者禁用。

2. 应用风险　由于可能存在交叉过敏，对青霉素类或头孢菌素过敏的患者应慎重选用。重症患者大剂量应用或与其他肾毒性药物合同时肾损害的发生率增加，长期应用可导致二重感染。药物过量引起神经系统异常而致惊厥。少数患者应用后可能出现出血。

3. 治疗过程监护　老年人由于肾功能减退,应适当调整剂量。

4. 药物相互作用监护　本类药物可增加氨基糖苷类药物的肾毒性。

5. 药物不良反应监护　本类药物不良反应轻微,主要不良反应为胃肠道反应、过敏反应及注射部位局部反应。长期应用可能导致中性粒细胞减少症。

五、健康教育

1. 向患者及家属讲解本病的基本常识,让其了解本病的发病、发展、转归和康复保健的目的。

2. 安排舒适、安静、通风、阳光充足的居住环境,避免冷空气、粉尘、刺激性气体吸入,戒烟戒酒。

3. 避免到人群拥挤的地方,防止上呼吸道感染。

4. 生活要有规律,适当活动与休息,避免精神因素刺激,防止过劳,保证充足睡眠。

5. 加强营养,改进膳食。

6. 加强锻炼,鼓励进行适当身体锻炼和呼吸功能锻炼,以增强体质,提高免疫功能。

7. 指导患者及家属掌握合理正确家庭氧疗及蒸气吸入湿化气道方法和注意事项,以便达到自我保健目的。

8. 遵守医嘱正确用药,熟悉药物剂量、用法和注意事项。

9. 咳嗽加剧、痰量增多且呈脓性、呼吸困难加重或神志改变时应立即就医治疗。

第七节　肺　癌

肺癌又称原发性支气管癌,是一种主要起源于支气管黏膜上皮的恶性肿瘤,根据其解剖部位可分为中央型和周围型肺癌。目前它是全球发病率最高、死亡率最多的癌症,又称癌症之王,早期缺乏典型症状。城市居民肺癌的发病率比农村高,可能与大气污染和烟草中含有致癌物质有关。本病多在 40 岁以上发病,发病年龄高峰在 60—79 岁,男女患病率为 2.3∶1。吸烟是患肺癌的主要原因。

一、治疗指南

1. 治疗原则

(1)小细胞肺癌以化疗为主,辅以手术和(或)放疗。

(2)非小细胞肺癌Ⅰ－Ⅲa 期采用以手术为主的综合治疗。

(3)Ⅲb 期采用以放疗为主的综合治疗。

(4)Ⅳ期以化疗为主。

2. 治疗方法

(1)非小细胞肺癌

①对于Ⅰ、Ⅱ期的早期非小细胞肺癌患者,身体情况允许,应首选手术治疗及术后辅助治疗。

②因身体情况不佳,不适合手术患者,考虑行根治性放疗。

③晚期非小细胞肺癌的一线全身化疗。

（2）小细胞肺癌

①局限期小细胞肺癌,应联合方案化疗。

②广泛期小细胞肺癌,应联合化疗加放疗。

二、预防策略

1. 戒烟,远离二手烟。

2. 改变烹调方式,杜绝烟雾吸入。

3. 净化室内空气污染。

4. 加强有害粉尘作业防护工作,可预防职业性肺癌。

5. 远离电离辐射。

6. 多吃蔬菜和水果,常饮茶。

7. 高硒膳食能降低肺癌的危险性。

8. 积极治疗慢性肺部疾病,如肺结核、慢性支气管炎、支气管扩张及肺纤维化等疾病,可降低肺癌的发病率。

三、护理与康复

1. 一般特点　详见"胃癌"有关内容。

2. 化疗时护理　详见"胃癌"有关内容。

3. 心理护理　详见"胃癌"有关内容。

四、化疗药物的用药监护

很多治疗肺癌的化学药物,均有不同程度的抑制骨髓造血功能,在化疗期间应积极防治。详见"胃癌"有关内容。

五、健康教育

（1）医护人员应向患者及家属介绍肺癌的发病机制及

临床表现。

（2）患者宜卧床休息，防止受凉发生感冒。

（3）居住环境安静，室内空气流通、新鲜。

（4）患者不去人多空气污染环境，防止感染。

（5）向患者介绍肺癌治疗方法、化疗、放疗的目的、作用、不适反应及预防措施，取得患者的主动配合。

第 *4* 章　神经系统疾病

第一节　蛛网膜下腔出血

蛛网膜下腔出血是指脑底部或脑表面血管自发性破裂,血液直接流入蛛网膜下隙。占急性脑血管病的 5%～10%,年发病率为(6～20)/10 万。

临床上分为自发性和外伤性两类。自发性又分原发性和继发性两种。原发性是指软脑膜血管(脑表面血管)破裂,血液直接流入蛛网膜下隙。继发性是指脑实质出血,血液穿破脑组织而流入蛛网膜下隙。本节阐述原发性蛛网膜下腔出血。

一、治疗指南

1. 治疗原则

(1)严防再出血。

(2)预防脑血管痉挛。

(3)积极根除病因,防止复发。

(4)手术治疗。

2. 治疗方法

(1)内科治疗

①一般治疗

- 绝对卧床休息 4～6 周，血压控制在 160/100 毫米
  汞柱。
- 避免突然引起血压和颅内压增高的因素，如用力排
  便、剧烈咳嗽、情绪激动及不良刺激等。
- 应用缓泻药，保持排便通畅。
- 常规给予镇静、镇痛药。
- 病房保持舒适、安静、光线柔和。

②应用止血药

- 氨基己酸初次 4～6 克，溶于 0.9％生理盐水 100 毫
  升或 5％葡萄糖溶液中，静脉滴注，15～30 分钟滴完，
  以后每小时静脉滴注 1g，维持 12～24 小时，之后每
  小时 12～24 克，持续 7～10 日，逐渐减量至每日 8
  克，共用 2～3 周。
- 氨甲苯酸每次 0.1～0.2 克，加入 0.9％生理盐水或
  5％葡萄糖溶液 100 毫升中，静脉滴注，每日 2～3 次，
  共用 2～3 周。
- 还可选用维生素 K_1、维生素 K_4、卡巴克络等止血药。

③降低颅内压治疗，可用 20％甘露醇、呋塞米、甘油果
糖等脱水药。

④预防脑血管痉挛，常用尼莫地平 40 毫克，口服，每日
4～6 次，连用 21 日；还可用多巴胺、异丙肾上腺素、利多卡
因等。

⑤脑脊液置换，腰椎穿刺每次缓慢放出脑脊液 10～20
毫升，每日 2 次，对剧烈头痛有效，但要防止发生脑疝。

⑥抗癫痫治疗常选用苯妥英钠、苯巴比妥、丙戊酸钠等。

(2)手术治疗：外科手术治疗是彻底治疗本病的有效

方法。

二、预防策略

1. 积极防治高血压,因为血压升高会增加脑卒中的发病率。

2. 积极治疗糖尿病,血糖升高可使脑血管病发病率增加并使病情加重。

3. 积极治疗高脂血症,低密度脂蛋白升高与脑血管病有关。

4. 戒烟戒酒,吸烟使血黏度增加,加重血管壁损伤,还使血压升高。

5. 积极控制体重,防止肥胖。

6. 积极参与体育活动。

7. 保持平衡膳食。

三、护理与康复

1. 一般护理

(1)患者安置在监护室内,环境安静、舒适,室内光线宜暗。要绝对卧床休息4～6周,即使无偏瘫表现也不能过早下床活动。

(2)卧床期间严禁起坐、洗头、沐浴、如厕及下床活动。

(3)护士要加强护理,满足患者日常需要,拒绝探视,治疗护理应集中处理,尽量使患者充分休息。

(4)避免发病诱因,尽量减少可能引起血压或颅内压增高的因素,如用力排便、咳嗽、喷嚏、情绪激动、过度劳累等。

(5)急性期患者尽量避免不必要的搬动和检查,翻身时动作要轻柔,保证大小便通畅。

(6)患者血压过高者应遵医嘱给予降压药,患者烦躁不安时应给予镇静药。

2. 病情观察

(1)蛛网膜下腔出血再发率较高,以第一次出血后一个月内再出血的危险性很高,2周内再发率最大,因此要密切观察。

(2)再出血的临床表现为首次出血后病情稳定或好转的情况下,突然再次出现剧烈头痛、呕吐、抽搐发作、昏迷及脑膜刺激征明显加重,应密切观察,及时报告医师处理。

3. 饮食护理

(1)意识清楚患者可给予清淡易消化的高蛋白、高维生素的饮食,以低盐、低脂、低糖、半流质饮食为主。

(2)多吃蔬菜水果,避免吃刺激性食物。

(3)戒烟戒酒。

(4)昏迷患者可给予鼻饲流质饮食。

4. 对症护理

(1)头痛:患者头痛时护士应及时给予心理支持,告知患者头痛原因,减少病室内声、光刺激,窗帘遮光,调暗室内灯光,医护人员动作轻、走路轻、关门轻等均可减少患者烦躁不安,减轻头痛。指导患者使用放松方式,如听轻音乐、缓慢深呼吸及引导式冥想等方法减轻头痛。以上处理无效者可给予脱水、镇痛、镇静药物。

(2)排便困难:患者卧床,肠蠕动减慢,常出现排便困难。神志清楚者,应鼓励多吃粗纤维食物,如蔬菜、水果。出现便秘者,嘱咐患者勿用力排便,以防再出血,可遵医嘱给予开塞露或缓解药。必要时用肥皂水低压灌肠。

5. 用药护理

（1）按医嘱应用甘露醇等脱水药快速静脉滴入，记录 24 小时尿量。

（2）应用尼莫地平缓解脑血管痉挛时，可能出现皮肤发红、多汗、心动过缓或过速、腹部不适等反应，此时应控制输液速度，再密切观察有无其他不良反应。

6. 心理护理

（1）疾病早期，患者因头痛，生活环境、生活方式及生活习惯改变，而表现出紧张、恐惧、焦虑不安时，应尽量满足患者的各种需要，并告知本病的基本常识以缓解患者病情。

（2）应向患者及家属介绍情绪的稳定是保证治疗效果的重要因素，而不良的精神状态会加重病情，影响治疗效果。

（3）患者病情稳定时，应告知疾病复发的特点及相应治疗方法，以缓解患者担心复发产生的恐惧心理。

四、用药监护

1. 氨基己酸的用药监护　本药能抑制纤维蛋白溶酶原的激活因子，使纤维蛋白溶酶原不能激活为纤维蛋白溶酶，从抑制纤维蛋白的溶解而产生止血作用。

（1）适应证：用于纤溶性出血，如脑、肺、子宫、前列腺、甲状腺等外伤或手术出血。

（2）禁忌证：本药以大部分以原形经尿排出，且能抑制尿激酶，可引起凝血块而致尿路阻塞，故泌尿道手术、血尿患者慎用，有血栓形成倾向或过去有栓塞性血管病者慎用。

（3）本药的不良反应监护：偶有腹泻、腹部不适、结膜出血、鼻塞、皮疹、低血压、呕吐、胃烧灼感及尿多等。

2. **解除血管痉挛** 尼莫地平的用药监护如下。

(1)适应证:本药为钙拮抗药,用于缺血性脑血管病、偏头痛、轻度蛛网膜下隙出血所致脑血管痉挛、突发性聋、轻中度高血压等可以静脉滴注或口服。

(2)禁忌证

①脑水肿及颅内压增高者慎用。

②肾功能损害者慎用。

③本病可引起血压降低。

④可产生假性肠梗阻,表现为腹胀、肠鸣音减弱。

⑤哺乳期妇女不宜应用。

(3)不良反应监护:血压降低,肝炎,皮肤刺痛,胃肠道出血,血小板减少,一过性头痛头晕、面潮红、呕吐、胃腹不适等。

五、健康教育

1. 告知本病治疗与预后的有关知识,必要时尽早手术治疗,解除隐患。

2. 宣传教育疾病诱因,指导患者避免精神紧张。消除情绪激动、用力排便、屏气、剧烈咳嗽及血压过高等诱发因素。

3. 保持情绪稳定,避免剧烈活动和重体力劳动。

4. 改变不良生活方式和习惯,戒烟戒酒,多吃蔬菜和水果。

5. 养成良好的排便习惯。

6. 女性患者1~2年避免妊娠和分娩。

第二节　短暂性脑缺血发作

短暂性脑缺血发作又称小中风,是指一种历时短暂、反复发作的脑局部供血不足引起的一过性、局灶性神经病变。其临床表现在 24 小时内自行缓解。本病多见于 50－70 岁老年人,男性高于女性。

一、治疗指南

1. 治疗原则

(1)消除病因,积极治疗。

(2)防止和减少复发,约有 1/3 患者将发展为脑梗死。

(3)积极保护脑功能。

(4)外科治疗。

2. 治疗方法

(1)病因治疗

①积极治疗高血压、高脂血症及糖尿病。

②查找病因及危险因素并积极给予干预。

(2)药物治疗

①抗血小板聚集药:阿司匹林,小剂量为宜(50～300 毫克),每日 1 次,口服;噻氯匹定 250 毫克,每日 1 次,口服。

②抗凝治疗

• 肝素 50～100 毫克加入 0.9％生理盐水 500 毫升中静脉滴注,每分钟 20～30 滴,维持 24～48 小时,后改为华法林 6～12 毫克,每日 1 次、口服,3～5 日后改2～6 毫克维持;或双香豆素乙酯每日 25～200 毫克,分 2～3 次口服。

- 低分子量肝素每次 4000～5000 单位,腹壁皮下注射,每日 1～2 次,连用 10 日。
- 钙离子拮抗药尼莫地平每次 20～40 毫克,每日 3 次;或氟桂利嗪 5～10 毫克,每晚 1 次,口服。

(3)外科治疗:采取手术治疗。

二、预防策略

1. 积极治疗高血压、糖尿病、高脂血症和冠心病,可以预防本病发生。

2. 长期服用抗血小板聚集药物,每日口服阿司匹林 50～100 毫克。

三、护理与康复

1. 一般护理

(1)发作时应休息,取平卧位,头部不要转动,颈部不要过伸过屈。

(2)密切监测体温、血压、脉搏、呼吸、大小便及其性质。

(3)保持环境安静,保证充分睡眠,避免过度劳累。

(4)病情稳定后,给予高蛋白、高维生素、高热能、低脂、低盐、低纤维素、清淡饮食。

(5)戒烟、戒酒、戒咖啡及浓茶,多吃新鲜水果、蔬菜,不宜过饱。

(6)做好皮肤黏膜护理,积极预防跌伤及烫伤。

(7)保持大小便通畅,便秘者可用开塞露通便,必要时可给予缓泻药。

2．病情观察

（1）短暂性脑缺血发作患者，应尽可能寻找危险因素，并采取针对性预防措施。

（2）保持呼吸道通畅，根据血气分析结果可给予吸氧。

（3）密切观察患者的自觉症状。

（4）严密观察头痛、呕吐、肢体麻木及活动情况、视力变化等。

（5）定期观察及测量体温、脉搏、血压、呼吸及瞳孔变化。

3．治疗配合与护理

（1）应用抗血小板聚集药物，阿司匹林应在饭后或与碳酸钙等制酸剂同时服用，并观察有无出血及胃肠道不良反应。

（2）血压高者宜服降压药，宜保持血压稳定不能随意增减剂量或自行停药。

（3）抗凝治疗可消除或减少本病发作，但可引起出血倾向，应密切观察治疗反应及有无禁忌证。

4．心理护理

（1）护理人员应积极主动关心体贴患者，从思想上开导患者安心治疗。

（2）及时帮助患者解决生活所需，如被褥衣着、冷热等。

（3）耐心向患者解释说明治疗效果和预后，减轻焦虑、抑郁情绪，积极配合治疗。

（4）医护人员应尽力减少一切不良刺激影响，避免过度激动，减少负面情绪对疾病的影响。

（5）鼓励家属给予患者关心和支持，做好治疗和护理。

四、对阿司匹林的用药监护

阿司匹林可抑制环氧酶,减少血栓素 A_2 的生成,进而对血栓素 A_2 诱导的血小板聚集产生不可逆的抑制作用,从而抑制血小板聚集,小剂量阿司匹林主要作用在于阻断血栓素 A_2 的生成,且不影响前列腺环素形成或影响甚微。

阿司匹林口服吸收迅速而完全,约 1 小时血药浓度达峰值,血浆半衰期为 3～5 小时,由肾排出。口服阿司匹林 0.3～0.6 克后对环氧化酶的抑制作用达 24 小时之久,而抑制血小板聚集作用可达 2～7 日,每日口服 80 毫克阿司匹林能使血小板合成血栓素 A_2 的酶 99％ 受到抑制。大剂量阿司匹林对血栓素 A_2 和前列腺环素的生成均受影响,故不宜采用。

(1)禁忌证

①对本药过敏者、急性心肌梗死者禁用。

②3 个月以下儿童、妊娠期和哺乳期妇女。

③对应用非甾体抗炎药后诱发哮喘、荨麻疹或过敏反应、胃肠道出血或穿孔、血友病者。

④围术期疼痛、严重肝功能不全、肾衰竭、心力衰竭。

⑤患有水痘等的儿童或青少年者。

(2)应用风险:以下患者慎用。

①月经过多者。

②老年人、花粉症、慢性呼吸道感染者。

③肾功能不全者。

④消化性溃疡者、有出血倾向者且合并幽门螺杆菌感染者。

⑤溶血性贫血、痛风患者。

（3）特殊人群用药监护：老年人因肾功能下降，应用本药易出现毒性反应，可能出现意识模糊、激动、幻觉，长期使用可发生肺水肿。

（4）药物不良反应监护

①过敏反应表现为哮喘、荨麻疹、血管神经性水肿、休克。

②阿司匹林所致哮喘表现为服药后迅速出现呼吸困难，严重者可致死亡；也可表现阿司匹林过敏、哮喘、鼻息肉三联征。

③胃肠道反应常见恶心呕吐、上腹部不适或疼痛、腹泻等，停药后多可消失。

④长期应用本药可使凝血时间延长，发生出血倾向，如鼻出血、牙龈出血、月经过多等。

⑤偶见再生障碍性贫血、粒细胞减少、血小板减少等。

五、健康教育

1. 向患者介绍本病诱发因素及临床表现，并注意预防及保健措施。

2. 要有规律生活，改善不良生活方式和生活习惯，戒烟戒酒，防止肥胖。

3. 坚持低脂低盐的饮食习惯，肥胖者应适当减轻体重。

4. 积极治疗发病诱发因素，如高血压、糖尿病、高脂血症、冠心病等。

5. 应用抗凝药时注意观察有无皮肤黏膜出血、呕血、便血等不良反应。

第三节　脑血栓形成

脑血栓形成是指由于脑动脉壁病变,常常是在动脉硬化的基础上发生血流缓慢、血液成分改变或血黏度增高而形成血栓,致使动脉管腔明显狭窄或闭塞,引起相应部位脑梗死的急性缺血性脑血管病,是急性脑血管病中最常见、发病率最高的一种临床类型。

一、治疗指南

1. 治疗原则

(1)重视极早期(1~6小时)和急性期(24小时内)处理。

(2)尽量扩张脑部血管,改善脑血液循环。

(3)防治脑水肿。

(4)早期系统化及个体化的康复治疗。

2. 治疗方法

(1)一般治疗:如血压过高,可用硝苯地平10毫克,每日1~3次,口服。不能进食者,每日输液量为2000~2500毫升,注意出入水量平衡,及时纠正水、电解质和酸碱平衡紊乱。发病后24~48小时有吞咽困难者,予鼻饲流质饮食;意识障碍者,发病3日可考虑鼻饲。加强口腔、皮肤及大小便护理,防止合并感染及压疮形成。有颅内压增高者,床头应抬高30°左右,以利静脉回流,减轻脑水肿。

(2)改善微循环:血栓通注射液8~12毫升,或丹参注射液8~16毫升,加入500毫升液体中,静脉滴注,12~15日为1个疗程。

（3）抗凝治疗：可用低分子肝素治疗。

（4）溶栓治疗：常用溶栓药物有链激酶和尿激酶，尿激酶每日 6 万～30 万，静脉滴注。

（5）血管扩张药：多用尼莫地平 20～30 毫克，每日 3 次，口服。

（6）脱水治疗：降低颅内压药物，如甘露醇、呋塞米或地塞米松。

（7）其他治疗：如细胞色素 C、三磷腺苷、辅酶 A 等。

二、预防策略

1. 积极控制中风的各种高危因素。

2. 已出现短暂脑缺血发作者，更应积极治疗，以预防发展为脑梗死。

三、护理及康复

1. 一般护理

（1）急性期绝对卧床休息，可适当抬高头部，一般要求高 15°～30°，有利于头部静脉回流，又能预防颅内压升高。

（2）偏瘫肢体保持功能位并加床栏。病情稳定后 48 小时应定时翻身，并做肢体活动运动，但应轻柔，以免引起或加重疼痛。

（3）对神志清楚者，应指导其利用健肢带帮助患肢做上拳运动和桥式运动。

2. 保持呼吸道通畅

（1）昏迷患者头要偏向一侧，以利于口腔分泌物或呕吐物流出，以免吸入呼吸道窒息或肺部感染。

（2）患者舌体若后坠，堵塞呼吸道，可用舌钳拉出舌体固定，或上口咽通气道。

（3）患者呼吸道分泌物过多时，应及时充分吸痰。

3. 吸氧　患者神志不清，血氧饱和度下降或有低氧血症时应给予吸氧，维持血氧饱和度在 95% 以上。

4. 基础护理

（1）预防压疮

①建立翻身卡，2～4 小时翻身 1 次，要用气垫床、垫圈等防压器，以防背部受压。

②患者骶尾部、内外踝、足跟部等部位应按时按摩，并用赛肤润外搽。

③患者睡的床单应清洁、平整、干燥，以防皮肤受压。

④患者排便前，便盆置入或取出的过程，动作要轻柔，严防拖拉和用力过猛，以免损伤腰骶部皮肤。

（2）保持口眼清洁：无论是否进食都要选择合适清洁液、合适时间清洁口腔。保持眼部清洁，眼睑不能闭合者，要用生理盐水冲洗双眼结膜，并覆盖湿纱布，防止灰尘及细菌落入，也防止干燥。

（3）保持皮肤及会阴部清洁：每天都要定时清洗皮肤、清洁会阴。尿失禁者更要及时清洗会阴部皮肤，女患者可给予留置尿管，男患者可用假性尿管，留置尿管患者要做好尿管护理并定时夹闭尿管，训练膀胱肌功能。

（4）保持大便通畅：便秘患者每日定时按摩腹部，也可适当服用缓泻药或应用开塞露帮助排便，如无效时可给予灌肠。大便失禁患者要及时清理肛门周围排泄物，保持肛门清洁、干燥，防止肛门周围皮肤破损。

（5）病情观察

①本病患者发病初期症状相对较轻,但不可忽视,因为多在 12 小时或几天内病情呈进行性加重。

②发病后 48 小时至 5 天是脑水肿发生发展的高峰期。

③要密切观察病情变化并记录其生命体征,还要记录其神志、瞳孔、24 小时出入量等。

④要严密观察神经系统病变表现、肢体运动障碍、感觉缺失、视野缺损、吞咽困难、发音不清等变化。

⑤如发现患者血压升高、精神萎靡、嗜睡、两侧瞳孔大小不等、对光反射迟钝等,要及时报告医师进行处理。

（6）饮食护理

①急性期（24～48 小时）患者神志不清,吞咽困难者应禁食,但可经静脉营养以满足患者机体需要,72 小时无法自主进食者应给予鼻饲。

②待病情稳定后,如饮水无呛咳者,应给予清淡、易消化的流质或半流质饮食。

③饮食原则是应禁食高蛋白,以低盐、低脂、低热能的清淡饮食为主。

④多吃新鲜蔬菜、水果、谷类、鱼类、豆类等。

⑤必须戒烟戒酒。

（7）心理护理

①本病导致患者抑郁,再加上由于语言沟通障碍,肢体功能恢复过程较长,速度较慢,疗效不明显,患者大多产生焦虑。

②患者由于日常生活依赖他人照顾,如果得不到家庭和社会支持,患者的抑郁就会加重。

③患者焦虑和抑郁情绪阻碍其有效康复,从而严重影响患者的生活质量。

④医护人员要非常重视对患者精神状态变化进行监护,提高对患者的焦虑、抑郁状态的认知。

⑤密切观察患者的心理问题,进行有针对性的心理治疗。

⑥医护人员要耐心向患者解释本病的基本常识、治疗及预后的认知度。

⑦患者的不良情绪要及时进行安慰、鼓励,以消除患者的思想顾虑,稳定情绪,增强患者战胜疾病的信心。

四、用药监护

1. 对尿激酶的用药监护　尿激酶可直接使纤维蛋白溶酶原转变为纤维蛋白溶酶,因此可溶解血栓,对新发血栓效果较好。

(1)适应证:用于患者心肌梗死、肺栓塞、血管栓塞、周围动脉窦静脉栓塞、视网膜动脉或静脉栓塞等。也可用于眼部炎症、外伤性组织水肿、血肿等。

(2)禁忌证:严重肝功能障碍、低纤维蛋白血症及出血性体质者禁用。

(3)不良反应的监护:主要不良反应是出血,应用本药过程中需要测定出血情况,如发现出血倾向,应立即停药。少数患者可出现头痛、恶心、呕吐、食欲下降等不良反应。

2. 对甘露醇的用药监护　甘露醇主要作用机制是提高血浆渗透压,血管与毛组织之间形成一个渗透梯度使脑组织的水分在渗透梯度的作用下,进入血管带走,再由肾排出体外,从而起到脱水降颅内压的作用。

(1)应用时机:高渗的甘露醇会逸漏至血肿,随之渗透压升高,加剧血肿扩大,致全脑细胞损害。因此,多主张脑出血 6 小时后使用更安全。

(2)禁忌证:活动性脑出血者禁用。冠心病、心力衰竭、肾功能不全者慎用。

(3)甘露醇的反跳现象:脑脊液的甘露醇排出比血清中的甘露醇排出慢,当血清中甘露醇浓度降低时,而脑脊液中甘露醇仍保持较高浓度,于是形成新的渗透梯度,从而引起脑压反跳-脑压增高。反跳时间多在用药后 1 小时。此时,应遵医嘱在甘露醇测量过程中加用甘油果糖、白蛋白等缓冲,以防反跳导致严重后果。

五、健康教育

1. 康复指导和自我护理　向患者及家属介绍本病的康复治疗知识和自我护理方法,制订个体化的功能康复计划。帮助患者分析和消除不利于疾病康复的因素。鼓励患者坚持锻炼,增强自我照顾的能力。

2. 指导日常活动　指导患者要规律起居、要适当活动,合理饮食、戒烟戒酒。

3. 安全指导

(1)生活不能自理者,必须要有专人陪伴。

(2)家属要及时满足患者日常所需,严防患者逞强自理或操之过急的行为,以免出现意外。

(3)患者睡床高度最好不超过 50 厘米,床铺必须平整,严防两边低中间高的床铺。

（4）夏天床铺不垫凉席，以防凉席滑动而致坠床。

（5）患者翻身动作应轻柔而连贯，防止关节脱位。

（6）有吞咽障碍的患者，要指导其家属改变进食模式，改变食物性状，减慢进食速度。

（7）指导患者服药，较大药片或胶囊，要碾碎或去除胶囊（缓释剂除外）。

（8）加强瘫痪肢体保暖，冬季要谨慎使用热水袋，以防引起烫伤。

（9）患者身体周围环境尽量不放置热水袋、碎品、锐器等，以免患者因行动不便而碰翻、碰撞而发生意外。

4．预防复发

（1）要积极治疗原发病，如高血压、糖尿病、高脂血症、高黏血症、高凝血症等。

（2）定期去医院检查，动态掌握血压、血脂、血糖、血流变学和心脏情况。

（3）当患者出现头痛、头晕、一侧肢体麻木、无力、讲话吐词不清或进食呛咳、发热、外伤时，家属要及时协助就医。

第四节　帕金森病

特发性帕金森病或震颤麻痹是中老年人常见的神经系统变性疾病。主要发生于中老年人，40 岁以前少见发病，65 岁以上人群的发病率为 1000/10 万，随着年龄的增长而发病率增高，男性多于女性。目前尚无根治方法。因此，帕金森病的预防和保健工作非常重要。广大中老年人了解本病的病因、临床表现、治疗与预防策略十分必要。

一、治疗指南

1. 治疗原则

(1)表现轻微无须治疗,鼓励患者多做运动。

(2)教育患者,本病目前不能根治,需要长期配合,终身治疗。

(3)治疗方案需要个体化选择药物。

(4)药物治疗要以小剂量开始,缓慢递增,尽量以较小剂量取得较满意疗效。

2. 治疗方法

(1)一般治疗:适度进行锻炼活动,增强体能可以较好地从事日常生活活动。

(2)药物治疗

①抗胆碱能药:对震颤和肌强直有效,对运动迟缓疗效较差。适用于震颤突出且年龄较轻的患者。

常用的药物有苯海索(安坦)、丙环定(开马君)、苯托品、环戊丙醇等。患有青光眼及前列腺增生者禁用。老年患者可影响记忆功能,应慎用。

②金刚烷胺:可轻度改善运动减少、强直和震颤等作用。适用于早期轻症患者,可单独或与抗胆碱能药合用。肝病、肾病、胃病者慎用。

③左旋多巴及复方左旋多巴:可改善特发性帕金森病所有临床症状,是治疗特发性帕金森病最有效的药物,对运动减少有特殊疗效。可与多巴胺受体激动药合用,急性不良反应有恶心、呕吐、低血压、不安和意识模糊等。

④多巴胺(DA)受体激动药:年轻患者早期可单用,中晚

期患者与复方左旋多巴合用。常用药物有培高利特、溴隐亭、罗吡尼洛等。

⑤单胺氧化酶 B 抑制药：与复方左旋多巴合用有协同作用。常用药物有司来吉兰（思吉宁）。

⑥儿茶酚-O-甲基转移酶（COMT）抑制药：与多巴丝肼（美多芭）或卡左双多巴（息宁）合用，可增强后者疗效，减少症状波动反应，单独应用无效。

（3）中药或针灸治疗：对特发性帕金森病有一定辅助作用。

（4）手术治疗：由外科医师具体实施。

（5）康复治疗：对患者进行语言、进食、走路及日常生活训练及指导。

二、预防策略

1. 要严防一氧化碳中毒对脑损伤，尤其用煤作燃料的家庭冬季生火炉时防止煤气外漏，要及时通风换气，防止煤气中毒，保护脑损伤。

2. 要严防氰化物、硫化物中毒。对这类有毒有害物品，要严加管理，严防外泄，大众也要远离有害环境。

3. 临床医师慎用利血平、吩噻嗪类和抗抑郁剂等药物，以减少帕金森病发生发展。

4. 有家族史的患者，对其家族成员要定期进行全面身体检查，发现可疑要早诊断早治疗，早防范。

5. 有条件的人们要远离钢铁厂、化工厂及印刷厂的环境，可能有利于预防本病的发生。

6. 健康的中老年人要定期全面身体检查，可早期发现，有利于及时治疗。

7. 患者居室环境应清洁、整齐、安静、阳光充足、空气新鲜,并定时通风,防止患者摔伤或跌倒骨折,必要时有专人防护,对下肢行动不便者,应配备高位坐厕、高脚椅、手杖、床铺护栏。生活日常品,固定放置于患者伸手可及处,以方便患者取用。

8. 与正常人的饮食基本相同。

(1)饮食:适用于咀嚼能力和消化能力减低的患者,可采用易消化、易咀嚼、细软、无刺激的食物。

(2)半流质饮食:适用于咀嚼、吞咽能力受阻的患者,可选用面片、稀饭、豆腐脑、蛋羹、鸡蛋汤等。

(3)流质饮食:适用于晚期患者,如咀嚼、吞咽能力明显障碍者,用汤匙或奶瓶缓慢地喂食,防止呛咳。

(4)鼻饲:重症患者必要时应给予鼻饲,一般选用牛奶、豆浆、米汁、藕粉、肉汤、菜汁等作为鼻饲饮食。

(5)轻症患者:应以低胆固醇、适量优质蛋白质、高热能、高维生素、又易消化食物为宜,充分供给蔬菜、水果、蜂蜜等以防治便秘。但要注意的是高蛋白质饮食会降低左旋多巴类药物的疗效,故不宜给予过多蛋白质。

9. 注意个人卫生。由于皮脂腺分泌旺盛,出汗多,故指导患者穿柔软、宽松的棉布衣服,勤换被褥,勤洗澡。

10. 采取有效沟通方式。对语言不清、发音障碍的患者,可指导患者采用手势、纸笔、画板等与他人交流。

11. 自我训练。指导患者面肌功能训练,如鼓腮伸舌、噘嘴、吹吸等动作。

三、护理与康复

1. 生活护理

(1)本病早期患者,无运动功能障碍者,应鼓励患者自我护理:尽量做自己力所能及的事情。

(2)给予患者足够时间完成日常生活活动,如穿脱衣服、吃饭、如厕等。

(3)耐心培养患者爱好兴趣,如看书、写字、下棋等,培养其主动性。

(4)保持皮肤清洁卫生,对于汗多、皮脂腺分泌旺盛的患者,耐心指导其穿柔软、宽松衣服,经常清洁皮肤,保持清爽干净,勤换被褥和衣服。

(5)培养和指导安全感,走路时拄拐杖助行,行走时启动和终止应给予协助,以防跌倒致骨折。

(6)移开生活区的障碍物,起居环境中添加有利于患者起坐设施,如有高位坐厕、高脚背椅、室内或走道有扶手等。

(7)患者震颤、动作紧张者多有失误,谨防烧伤、烫伤等事故发生。

(8)日常生活用品要放置于患者触手可及之处。

(9)端碗、持筷困难者为其准备金属餐具或提供合适用手拿取的食物。

(10)流涎过多的患者宜使用吸管,并鼓励患者细嚼慢咽。

(11)对于穿脱衣服、扣纽扣、系腰带鞋带有困难者,应给予帮助。

(12)生活无法自理者,应加强患者日常生活照顾,防止出现跌伤、压伤、肺部感染、营养不良及肌肉萎缩等并发症的发生。

2. 饮食护理

（1）应根据患者年龄及活动量给予足够的热能、蛋白质、维生素，并以植物油为主，少食动物脂肪。

（2）食物应以小块食物或不黏又不易反流为主，如面片、蒸蛋等，并少量多餐。

（3）多吃新鲜蔬菜和水果，以促进肠蠕动，防止大便秘结。

（4）鼓励及时补充水分，出汗多者，更应保持水电解质平衡，避免进食刺激性食物，戒烟戒酒等。

（5）无法进食者，要即时给予鼻饲营养，并辅助静脉营养。

3. 用药护理

（1）应耐心告知患者药物治疗是本病的主要治疗措施，需终身服用，可以有效减轻症状和预防并发症。

（2）指导患者正确服药，介绍常用药的种类、剂型、服法、用药注意事项等，并介绍药物的疗效和不良反应及处理。

（3）观察药物疗效，在服药过程中要仔细观察自己的震颤、肌肉强直、运动迟缓等表现有无改善，以确定药物的疗效程度。

（4）服药后出现上述症状波动、运动障碍、精神症状等改变，应认真记录，以便调整药物种类及剂量。

4. 心理护理

（1）疾病早期患者，能保持相当的劳动能力，生活能够自理，震颤不明显，患者又无任何病痛而自己不甚介意，泰然处之,心理变化不大。

(2)患者出现肢体震颤并进行性加重时,动作出现迟缓而笨拙时,心理出现焦虑,此时应进行开导安慰,并指出坚持服药。

(3)患者出现刻板而呈"面具脸",语言单一、谈吐断续,患者会出现自卑感,回避人际交往,并感到孤独感,可通过心理疏导起到安慰和支持作用。

(4)要与患者交流,并引导患者与周围其他患者建立良好关系。

(5)鼓励家属多探视,细心观察,防止发生意外。

(6)护士应深入细致、认真观察病情变化和心理变化,掌握患者心理特征的形成和心理活动规律,有的放矢地进行心理护理。

5. 康复训练

(1)早期患者应坚持一定的体力活动,主动进行肢体功能锻炼。

(2)让患者做四肢各关节最大范围的屈伸、旋转等活动,以防肢体挛缩、关节强直的发生。

(3)加强面部肌肉和颈部肌肉的锻炼,自己对照镜子做微笑-大笑-露牙而笑、噘嘴、吹口哨、鼓腮、伸舌等面部动作。

(4)做头部的上下、左右运动及转头运动,以锻炼颈部肌肉的灵活功能。

(5)步态锻炼要求患者双眼直视前方,身体立直,起步时足尖要尽力抬高,先足跟着地再足尖着地,跨步要尽量慢而大,两上肢尽量在行走时做前后摆动,要抬高脚、跨大步。

(6)患者进行锻炼时,要有人在场,既可以保护,又可以随时提醒和改正异常姿势。

（7）躯干及骨盆锻炼，身体可以左右旋转带动骨盆运动，并使上肢随之进行大的摆动，对平衡姿势、缓解肌张力有良好作用。

（8）晚期患者应做被动肢体活动，进行肌肉、关节按摩，以促进肢体血液循环，促进下肢静脉回流。

第五节　阿尔茨海默病

阿尔茨海默病，又称老年性痴呆，是指 65 岁以后的中枢神经系统的退行性病，以进行性认知功能障碍为主要临床表现，即大脑皮质萎缩和神经纤维变性。发病隐匿，发病率随年龄的增长而增高，给家庭及社会带来严重的负担。因此，必须尽快寻求积极而有效的预防和延缓阿尔茨海默病的发生发展。

一、治疗指南

1. 治疗原则

（1）本病迄今无特殊治疗方法。

（2）通过治疗可能延缓病情进展。

（3）长期服药可能改善认知，防止意外。

（4）晚期患者出现精神行为异常者，可用抗精神病药或抗抑郁药，控制病情。

2. 治疗方法　目前无特效药物治疗可逆转或阻止病情进展。只能对症治疗。

（1）一般治疗：应进食高蛋白、多种维生素膳食，保持水电解质和酸碱平衡。防止便秘、尿路感染。

(2)社会干预:鼓励患者参加各种社会活动和日常生活活动,尽量维持其生活能力,以延缓病情进展速度。

(3)改善脑血液供应药物:如奥拉西坦(或吡拉西坦)、尼麦角林(脑通或乐喜林)、银杏制剂(金纳多或银杏叶片)、尼莫地平等。

(4)症状治疗:改善智能的药物,如多奈哌齐(安理申)、卡巴拉汀(艾斯能)、石杉碱甲(哈伯因)等,主要的不良反应有呕吐、便秘等。

(5)音乐治疗:可以使早期患者的行为问题和睡眠障碍得到改善,使患者精神放松,情绪平静。患者在吃饭时、睡觉前和想放松时选择一段自己喜欢的轻松的音乐欣赏。

(6)给予维生素 E:据《美国医学会杂志》周刊公布的研究显示,对阿尔茨海默病而言,每天补充 2000 国际单位维生素 E(1 国际单位=1 毫克),将有效缓解老年性痴呆这种神经退化性疾病的恶化。

研究人员将 14 家退伍军人医疗中心的 613 名阿尔茨海默病患者分成三组,一组补充一定量的维生素 E,另一组接受药物治疗,第三组服用安慰剂。

在两年多的时间里,与服用安慰剂的患者比较,服用维生素 E 的患者从事制订计划、做饭和购物等日常活动的能力下降缓慢。用药组的患者没有获得类似的临床效果。

二、预防策略

1. 制止大脑萎缩,精神衰退速度　建议中老年人应勤用脑、多用脑、用好脑可以促进脑细胞新陈代谢,增强脑细胞功能。加强两手精细活动,如编织、写字、做手工等活动。积极参与多种社会活动,培养广泛的兴趣和爱好,克服依赖心理的行动,从心理上摆脱老年什么都不能做的认识。尤其是老年人要主动真诚地广交朋友,进行多方面交流沟通,杜绝孤独和隔绝。

2. 保持健康心态,远离精神刺激　微笑面对人生,人在笑过之后,大脑细胞的活性大大提高。改变与人交往的方式,要变自我封闭型为积极开放型。良好的人际关系和友谊有助于宣泄自己的不快情绪,获得他人的理解和帮助。少忧郁,多乐观,消除精神、心理压力,这是预防精神性疾病的关键。

3. 建立健康的生活方式　老年人要养成健康的生活方式和行为,如早起早睡,定时饮食和排便,合理安排工作和休息。适当的运动,可增强体质,但不可过量。

4. 加强营养,保证健康　要保证充足的蛋白质、多种维生素,以增强机体抗病能力,饮食中要坚持低热能、低脂肪和低钠盐。并戒烟戒酒,要杜绝含铝食品,禁止用铝制品烧煮饭菜。

5. 积极治疗慢性病

(1)脑血管疾病:患有脑血管疾病患者患阿尔茨海默病的概率比普通人高 9 倍,而阿尔茨海默病患者至少有 1/3 人群患有脑血管疾病,如脑动脉硬化、高血压、脑梗死、脑栓塞等。

(2)高脂血症:阿尔茨海默病患者的血总胆固醇及三酰甘油水平均高于普通人群,而且高脂血症水平与阿尔茨海默病病情呈正相关。

（3）糖尿病:2型糖尿病是阿尔茨海默病的主要的高危因素,长期患有糖尿病可导致认知能力下降,其中男性糖尿病患者风险更大。因此,糖尿病患者要控制好四高:空腹血糖降至6.1毫摩/升以下;控制体重增长,凡女性腰围大于80厘米或男性腰围大于85厘米的糖尿病患者都要做有氧运动消除多余脂肪,平衡膳食,减少高糖、高脂食物的摄入;控制血压正常,使血压维持在140/85毫米汞柱以下;控制不良血脂,如低密度脂蛋白升高者,应在医师指导下服用辛伐他汀5～10毫克,每晚服一次,以控制低密度脂蛋白,降低心血管病风险,能预防本病。

6. 其他 尽力保持患者独立生活能力,维护其尊严;不与患者争执,保持患者工作的简单化,保证患者安全;严防患者走失、摔伤、烫伤等;鼓励患者适当锻炼,协助患者发挥现存的能力;保持与患者的良好沟通。

三、护理与康复

1. 心理护理

（1）要为本病患者提供一个舒适、安宁的疗养环境。

（2）人人都应尊重患者,充满宽容并给予关心,更要理解患者精神症状和性格变化,用爱心和诚恳态度对待患者。

（3）亲朋好友及家人应多与患者进行语言交流,引导患者表达自己的想法,并加以疏导其不良情绪。

（4）患者出现焦虑不安时,尽量用语言进行安慰、疏导,帮助患者消除孤独感、失落感。

（5）尽量满足患者的合理要求,有的要求不能满足时,也应耐心解释,避免使用伤害患者感情和自尊心的语言和行为,如"痴""傻""呆"等词,以免造成情绪低落,甚至反感,发生攻击性行为,伤人毁物。

2. 认知功能康复

(1)患者智商低下、记忆力减退、反应迟钝,常常做错事,说错事。家人此时要与患者多接触,说出一些简单的字、词、句让患者重复,以鼓励患者勤动脑、多动手、多思考。

(2)要耐心鼓励患者读书、看报、听新闻,多做手指活动,勤写勤算勤记录,可以提高其记忆能力,逐渐恢复智力水平。

3. 运动训练

(1)本病患者学习新知识困难,又伴有失用、失认,不能进行复杂运动。

(2)家属应以简单的日常习惯或过去习惯的活动项目,进行一项一项地反复进行训练,并给予适当的指导和帮助,以增强运动感,改善脑功能。

4. 患者照料

(1)中晚期患者对环境、方向的定向力较差,要帮助患者在熟悉的环境中生活自理,如洗漱、进餐、行走等。

(2)不可让患者独自外出,以防止走失和跌伤。

(3)患者的口服药物、饮用水应放好、放稳,严防误服、烫伤。

(4)铁器、锐器等物品要保管好,以防自伤、误伤他人。

(5)卧床不起的患者应做好基础护理,保证营养摄入,水电解质应保持平衡。

(6)必须严格预防压伤、泌尿系统、呼吸系统及皮肤黏膜感染。

四、健康教育

1. 对本病高危人群，如老年人、有本病遗传因素者、病毒感染者、慢性病者、脑外伤及中毒者等定期进行监测。

2. 向本病高危人群普及本病预防知识，降低或减少危险因素的影响。

3. 指导患有多种慢性疾病者，及早进行防治，防止慢性疾病进展，有利预防本病发生及发展。

4. 对高危人群进行宣传教育，严防铝中毒、戒烟戒酒、提高文化修养，坚持适当运动，有利预防本病发生。

5. 指导患有高血压、糖尿病、高脂血症、心房纤颤、肥胖人群等，进行有效治疗，高血压、糖尿病、冠心病要坚持终身治疗。

6. 鼓励高危人群积极参与社会益智活动，主动动手及动口，广交朋友，多种交流。

7. 对疑有本病和已确诊本病的老年人，定期做有关本病检查，并给予积极早期治疗。

8. 本病患者认知功能减退，但仍应尽量鼓励患者参与社会日常活动，如体力活动和脑力活动。

9. 本病早期患者，应积极主动参与各种活动，可维持和保留其认知能力，如演奏乐器、跳舞、打牌、打字、书法及绘画等，都有利于患者的生活乐趣，并延缓疾病进展。

10. 为家属提供咨询和支持，如有关本病科学知识、治疗策略，以提高家属照料患者的能力和水平。

第 **5** 章　内分泌代谢疾病

第一节　高脂血症

高脂血症可分为遗传性及非遗传性两种。血液中脂类过多的状态被称为血脂异常。而血液中主要的脂类是胆固醇及三酰甘油,无论是这二者中的哪一种增多,或是二者含量都增多,都被称为高脂血症。

一、治疗指南

1. 治疗原则

(1)戒烟戒酒,控制体重。

(2)控制糖尿病等高危因素。

(3)不要过分严格控制饮食,防止老年人营养不良。

(4)提倡饮食治疗,同时给予药物治疗。

2. 治疗方法

(1)营养治疗:要限制总热能,避免高胆固醇饮食,避免过饱和脂肪酸,多摄取不饱和脂肪酸食品,如动物油,限制糖类。

(2)坚持体育锻炼:可根据年龄和身体情况,选择适当的体育活动,如散步、慢跑、游泳、跳舞、练太极拳等,可以增强心肺功能,加速血液循环,增强机体代谢;提高脂代谢,有利于三酰甘油的运输和分解。

（3）控制体重：对于体重超过正常理想的人，应逐步减轻体重，以每个月减重 1～2 千克为宜。低脂肪、低糖、足够蛋白质是降低体重的饮食原则。

（4）戒烟：吸烟可致血管收缩，血黏度升高，血压也升高。吸烟者戒烟是降低血黏度的有效途径。

（5）药物治疗：常用药物有阿托伐他汀、辛伐他汀、非诺贝特、烟酸、依折麦布等，但要注意不良反应。

二、预防策略

1. 控制总热能，限制体重　每天总热能为 2007～2868 卡（8400～12 000 千焦），肥胖者还要增加运动，以促进体内血脂下降，保持理想体重。

2. 限制动物脂肪摄入量　多吃植物油如豆油、玉米油、葵花籽油、茶油、芝麻油等，少吃猪油、肥肉、黄油、牛油、肥羊、肥鸭、肥鸡等。

3. 限制胆固醇摄入量　膳食中的胆固醇每日应不超过 300 毫克。胆固醇含量高的食物有动物内脏、鱿鱼、蛋黄、奶油、鱼子、虾子、蟹黄、脑髓等。应多吃富含植物固醇食物，如稻谷、小麦、豆制品、玉米等。

4. 进食优质蛋白质　优质动物蛋白如鱼类（尤其深海鱼类）、禽肉、瘦肉、牛奶等。植物蛋白应占 50%，如豆制品等。

5. 控制糖类食物　糖类摄入占总热能的 40%～60%。过多摄入双糖或单糖，可转变为三酰甘油。

6. 增加膳食纤维摄入　多吃膳食纤维可降低胆固醇合

成并有利于胆固醇的排出而降低血胆固醇水平,高纤维食物有麦麸、卷心菜、马铃薯、胡萝卜、干果、莴笋、花菜、芹菜等。

7. 保证维生素、无机盐和纤维素的摄入　这些食物能降解三酰甘油水平,促进胆固醇排出。应多吃水果和蔬菜。

8. 多吃粗粮　以谷类食物为主食,如小米、燕麦、玉米等食品。

9. 多吃海鱼　海鱼中多不饱和脂肪酸含量很高,可降低血脂,保护神经系统,保护心血管系统。

10. 多吃菇类食物　多吃香菇可使胆固醇水平降低。

11. 提倡饮茶　能预防动脉硬化,促进血液循环,有利于预防高脂血症。

三、健康教育

1. 生活方式和饮食教育

(1)生活方式教育:通过低脂蛋白、运动锻炼、戒烟戒酒和行为矫正,可以使血清胆固醇和低密度脂蛋白分别降低24.3%和37.4%,低脂、低热能与高纤维素饮食还具有抗代谢综合征作用。

①坚持控制体重:因为肥胖人群的平均血清胆固醇和三酰甘油显著高于同龄非肥胖者,体重指数和身体脂肪分布与血脂水平有密切关系,向心性肥胖者血脂异常,若控制体重血脂可恢复正常。

②坚持运动锻炼:长期运动锻炼可增强清除血清中的三酰甘油。

③戒烟戒酒:吸烟饮酒可升高血清胆固醇和三酰甘油

水平,又降低高密度脂蛋白,戒烟可使高密度脂蛋白水平接近正常水平。

(2)饮食教育:控制饮食可使血清胆固醇降低 5%～10%,又有助于减肥、增强降脂药物的疗效。

①时机和对象:开始饮食治疗时间取决于患者血清低密度脂蛋白水平。

②饮食结构:应限制进食肉类、蛋及乳制品等,特别是蛋黄和动物内脏,不宜进食高糖类食品。

2. 用药教育　调脂治疗需长期,甚至是终身的。必须监测降脂药物的不良反应,定期检测肝功能、肾功能和血常规。

(1)他汀类药物每晚顿服,定期监测肝功能。

(2)苯氧芳酸类药物,可与食物同服以降低胃部不适。

(3)烟酸类药物应从小量开始,逐渐增加剂量以减少胃肠道反应,并监测肝肾功能。

(4)普罗布考可于早、晚饭后服用。

第二节　糖　尿　病

我国糖尿病发病率已达 11.6%。18 岁及以上居民糖尿病发病率为 9.7%,65 岁以上人群中约有 25% 都受到糖尿病困扰。据测算,我国糖尿病患者人数已达 9000 万,其中 18－59 岁糖尿病发病率为 7.8%。糖尿病的早期预防、早期发现、早期治疗已成为我国公共卫生事业迫切需要解决的问题。

一、治疗指南

1. 治疗原则

(1)纠正代谢紊乱,防止急性代谢紊乱。

(2)预防和延缓慢性并发症的发生与发展。

(3)早期治疗、长期治疗、综合治疗和个体化治疗。

(4)加强对患者健康教育。

2. 治疗方法　糖尿病的"五驾马车"。

(1)糖尿病患者的教育:每个患者都要自觉地学习糖尿病基本知识、自我管理、主动控制好糖尿病是治疗成功的关键。

(2)饮食治疗

①饮食治疗是各型糖尿病的治疗基础。

②保持标准体重,避免摄取过多热能引起肥胖。

③热能也不能摄取过少而致消瘦。

④摄取平衡饮食,蛋白质、脂肪、糖类的构成比例是:蛋白质占 20%,脂肪占 25%～30%,糖类占 50%～55%。

⑤每日进食至少三餐,必须定时定量。

⑥要限制钠盐、高胆固醇、饱和脂肪酸食品的摄入。

(3)运动治疗

①运动治疗原则:因人而异,循序渐进,贵在坚持。

②运动方式:依年龄、性别、身体素质、主要脏器功能、生活环境、运动条件等,应结合个人爱好,选择方便可行、能长期坚持的运动方式。

③运动量的评估

• 运动量适宜:运动后微出汗,轻松愉快;稍感乏力,休息后可消失;次日体力充沛。

- 运动量过大:运动后出大汗,胸闷气短;疲乏,休息 15 分钟后脉搏未恢复运动前水平;次日周身乏力。

- 运动量不足:运动后不出汗,无发热感;脉搏无变化,或休息 2 分钟内恢复。

- 运动频次、时机及时间:以降低血糖为治疗目的,每日三餐后 1 小时进行,应避免在餐后 3 小时、降血糖药作用高峰后运动,每次运动时间约 30 分钟。

(4)口服降糖药治疗

①磺脲类:格列本脲(优降糖)、格列吡嗪(美吡达)、格列齐特(达美康)、格列喹酮(糖适平),主要作用是刺激胰岛 B 细胞分泌胰岛素。应在餐前 30 分钟服用。

②双胍类:盐酸二甲双胍,主要作用是增加体内葡萄糖的利用,减少肠道吸收葡萄糖,增强胰岛素的敏感性,餐中或餐后服用。

③葡萄糖苷酶抑制药:阿卡波糖(拜糖平)、伏格列波糖(倍欣),主要作用是延缓肠道内糖类分解及产生葡萄糖的速度并减慢葡萄糖的吸收,降低餐后血糖。同第一口饭一起服用。

④胰岛素增敏药:瑞格列奈(诺和龙)、那格列奈(唐力),主要作用刺激胰岛 B 细胞分泌胰岛素,但起效较快,降血糖作用持续时间短,低血糖反应较少。应在饭前即刻口服。

(5)胰岛素治疗:适用于 1 型和 2 型糖尿病患者,经口服降血糖药治疗未获得良好控制血糖者和各种急性并发症及应激状态的糖尿病患者。无论是哪型糖尿病,胰岛素治疗都应在一般治疗和饮食治疗的基础上进行。开始应用胰岛素治疗时,一般应用速效胰岛素,从小剂量开始,并按患者反应情况做适当调整。

二、预防策略

1. **一级预防** 提倡健康生活方式、合理饮食、适度身心活动、防止肥胖,以尽力预防糖尿病发生。

2. **二级预防** 是指早期发现糖尿病、早期诊断、早期治疗。预防、延缓糖尿病及其并发症的发生和发展。

3. **三级预防** 是早期发现糖尿病并发症,早期防治。无慢性并发症者要防止并发症发生,已有并发症者要尽力防止并发症由早期向晚期发展,尤其要进行心、脑、肾、眼及下肢并发症治疗。

三、健康教育

1. **患者的糖尿病知识教育** 糖尿病是一种慢性疾病,需要进行终身治疗,预后取决于血糖控制程度及并发症的防治情况。

(1)1型糖尿病患者大约40%死于糖尿病肾病,而2型糖尿病患者大多死于心血管疾病,患者和家属必须掌握糖尿病的治疗,学会鉴别血糖、尿糖,并坚持长期治疗。

(2)糖尿病患者必须掌握饮食治疗原则,严格按要求进食。

(3)糖尿病患者必须坚持体育锻炼(在身体允许情况下),严格按要求活动。

(4)糖尿病患者必须掌握口服降血糖药物和胰岛素的

作用、应用要点、不良反应及应急措施等。

（5）糖尿病患者必须学会自我监测血糖、尿糖水平，并使之达标，每 2～3 个月要复查糖化血红蛋白，每年进行 1～2 次全面复查。

（6）糖尿病患者必须了解血脂水平及心、肾、神经功能、眼底变化，可以早期发现大血管、微血管并发症，并给予正确治疗。

（7）糖尿病患者必须坚持生活规律，情绪稳定，戒烟戒酒，讲究个人卫生，预防各种感染，避免各种应急事件发生，以避免糖尿病各种急性并发症的发生发展。

2. 无症状糖尿病患者要进行糖尿病筛查

（1）在没有糖尿病"三多一少"表现者，凡超重或肥胖（BMI≥25 千克/平方米）者，伴有一个以上其他糖尿病危险因素，无论任何年龄应开始筛查糖尿病，并评估将来糖尿病的风险。

（2）没有糖尿病危险因素者，应从 45 岁开始筛查糖尿病。

（3）如果筛查结果正常，至少每 3 年复查 1 次。

（4）评估糖尿病风险可用糖化血红蛋白、空腹血糖、口服葡萄糖耐量试验。

3. 改变生活方式　对有 2 型糖尿病风险者，预防糖尿病措施的重点应强调改变生活方式。

（1）减轻体重（体重减少 7%）。

（2）坚持规律体力活动（每周 150 分钟）。

（3）控制饮食（减少热能摄入、低脂、低糖）。

以上措施可以减少 2 型糖尿病风险发生。

第三节 肥 胖

肥胖是老年期常见的疾病,以体脂含量过高,使体重超过理想体重的 20％左右为特征。老年肥胖病常伴发心脑血管病和糖尿病,严重威胁老年人的健康。体重指数＝体重(千克)/[身高(单位:米)的平方]。

正常女性体重指标(BMI)不超过 24。

正常男性体重指标(BMI)不超过 25。

简明计算公式:

理想体重:身高(厘米)－105

超重:体重＞身高(厘米)－100

肥胖:体重＞身高(厘米)－90

消瘦:体重＜身高(厘米)－120

一、治疗指南

1. 治疗原则

(1)要采取综合措施,以教育、饮食和运动疗法为基础。

(2)必要时辅以药物治疗。

(3)多采用低热能平衡饮食疗法。

(4)一般不主张半饥饿或绝食疗法。

2. 治疗方法

(1)饮食治疗:控制总热能,减少脂肪摄入量,对于 BMI 在 25～30 者,每日低热能饮食为 1200 千卡。要多食全谷类及高纤维素食品。饮食中的分配糖类为 55％～65％、脂肪为 20％～30％、蛋白质为 10％～15％。

（2）运动治疗：提倡每日坚持轻至中等强度的体力活动30 分钟。每周运动消耗 900 千卡，并长期坚持。

（3）药物治疗：任何药物治疗必须不厌食、不腹泻、降低体重而不减低抵抗力为标准。

①食欲抑制药，如芬特明。

②代谢增强药。

③血清素。

④脂肪酶抑制药。

（4）心理治疗：抑郁患者影响减肥效果，应要宣教改变抑郁状态。

（5）手术治疗：主要减少胃肠道容积，进食时产生的饱腹感，以利食量的限制。

二、预防策略

1. 控制热能　少吃高脂肪、高糖食品，饮食上不偏食、不挑食，应提倡杂食。常吃豆制品。每日 3 餐应做到早吃好、午吃饱、晚吃少。晚餐宜清淡，不宜吃过于油腻和含糖过高食品。多吃新鲜蔬菜、水果，不仅可降低胆固醇，防止动脉粥样硬化，也有利控制体重。

2. 改变饮食方法　进食要细嚼慢咽，细嚼可增加脑血液供应，预防脑供血不足，避免老年痴呆的发生发展。把吃饭时间拉长，慢慢吃，多咀嚼，吃饭速度放慢，食量就会减少，由于消化腺体分泌消化液时间有限，故进食放慢就能达到不吃少吃的目的，有利防止肥胖。

3. 改变喝汤顺序　饭前喝汤，身体不胖；饭后喝汤，越喝越胖。吃饭时，先安静一下情绪，喝一碗汤水，汤进入胃内,不但占据胃内容积,并通过胃黏膜神经传导反射到大脑食欲中枢,使食欲中枢兴奋性降低,食量自动降低1/3。使饱腹感提前出现,进餐速度放慢,摄入总热能也会减少,养成习惯,日久天长,使人不胖又健康。

4. 坚持体育运动 体育运动可提高大脑功能,增强机体抗病能力,经常运动可防止肥胖。每周 5～7 次,每次0.5～1 小时,如骑车、游泳、跳舞、行走、散步与跑步交替、健美操等。

5. 避免不良的精神刺激 中老年人应学会控制情绪,保持心情舒畅、快乐。

6. 其他 生活要有规律,保证充足睡眠;不吸烟、不酗酒,均有助于控制体重。

三、健康教育

肥胖一旦发生,减重就比较困难,故预防肥胖就显得尤为重要。

1. 要提高对肥胖的认识,要知晓肥胖对人体的危害及疾病谱。

2. 坚持合理饮食,做到每日三餐定时定量,科学合理安排每日饮食,低脂、低糖、低量,并适当增加蔬菜和水果及粗粮,少吃肥甘厚味,少吃零食。

3. 坚持运动锻炼,对于身体条件较好者,应参加慢跳、打球等户外活动,既能增强体质,使身体健美,又能预防肥胖的发生。

4. 对老年人肥胖多采用低热能平衡饮食疗法,不主张半饥饿或绝食疗法,应限制总热能,保证足够微量元素和维生素供给。

5. 坚持生活规律,保持良好的生活习惯,保证充足睡眠,但不能睡得太长。一般 6～7 小时为宜。

6. 保持心情舒畅,良好的情绪能使体内各系统生理功能保持正常运行,对预防肥胖有很好作用。

第四节　高尿酸血症和痛风

痛风是一组嘌呤代谢紊乱所致的慢性疾病,多见于中老年人。其临床特点为高尿酸血症及由尿酸引起的痛风性急性关节炎反复发作、痛风石沉积、痛风石性慢性关节炎和关节畸形,肾尿酸结石和(或)痛风性肾实质改变。

据报道,有 40%～80% 的痛风患者有阳性家族史,痛风患者的一级亲属约有 25% 是高尿酸血症。而原发性痛风与肥胖、原发性高血压、高脂血症、糖尿病、胰岛素抵抗等有密切关系。

一、治疗指南

1. 治疗原则

(1)迅速控制急性关节炎发作,防止复发。

(2)控制高尿酸血症,预防尿酸盐沉积。

(3)防止尿酸结石形成。

(4)防止肾功能损害。

2. 治疗方法

(1)无症状性高尿酸血症

①限制嘌呤、蛋白质和乙醇的摄入。

②控制体重,防止肥胖。

③限制热能和糖类的摄入。

④增加不饱和脂肪酸的摄入。

⑤有明显高尿酸血症和痛风家族史者,即使无症状也须应用降低尿酸药物,如苯溴马隆、别嘌醇等。

(2)有症状高尿酸血症

①一般治疗:控制总热能,限制饮酒和高嘌呤食物,如动物心、肝、肾、脑、部分鱼类、牡蛎、牛羊肉等。每天饮水2000毫升以上以增加尿酸排泄,慎用或禁用使尿酸升高的药物。

②急性关节炎期

- 秋水仙碱每次0.5毫克,每小时1次;或每次1毫克,每2小时1次,直至关节疼痛缓解或出现恶心、呕吐、腹泻等反应时停药。
- 非甾体类抗炎药,如吲哚美辛开始剂量为50毫克,每6小时1次,症状减轻后逐渐减为25毫克,每日2~3次;或布洛芬每次0.2~0.4克,每日2~3次,通常2~3天症状得到控制。

③慢性期

- 抑制尿酸合成药物,如别嘌醇。
- 促进尿酸排泄的药物,如丙磺舒、磺吡酮、苯溴马隆。

④其他治疗:合并有肥胖、高血压、糖尿病、冠心病、尿路感染等,要进行相应治疗。

二、预防策略

1. 痛风饮食十"不"

(1)不要喝啤酒,因为过量喝酒会使血中乳酸增高又破坏尿酸的排泄。而啤酒是含嘌呤最高的酒类,啤酒中的乙醇也会导致血尿酸升高。每日啤酒两杯以上,痛风发作的危险就会大大增高。

(2)不吃火锅,因为火锅锅底的汤料中含有大量嘌呤物质,而且火锅食品中有海鲜、肉类、动物内脏、蘑菇等含大量嘌呤,极易使血尿酸升高,诱发痛风发作。

(3)不喝纯净水,我国生活饮用水 pH 6.5～8.5,而市场上销售的纯净水 pH 都在 6.0 左右,属于弱酸性水,而喝纯净水者尿液成为酸性尿,不利于尿酸排泄,使血尿酸升高,诱发痛风发作。

(4)不多吃拉面,因为拉面料中含有大量嘌呤物质,导致血尿酸升高,可能诱发痛风发作,血压升高及胃部不适,同时又可使血脂升高,好胆固醇减少,而坏胆固醇升高,加快动脉硬化的发展。

(5)不滥服药物,以免影响尿酸排泄。

(6)不要过多摄入蛋白质,因为蛋白质食物中大多含嘌呤成分。

(7)不要摄入过多脂肪,因为脂肪抑制尿酸排泄,不吃油炸食品。

(8)不暴饮暴食或饥饿过度。

(9)不要肥胖,也不要减肥过快,以免组织快速分解产生大量嘌呤。

(10)不吃含嘌呤高食物,如动物内脏、贝壳类、红肉、家禽类、冬菇、菠菜等。

2. 调整饮食,防止肥胖　有资料显示,60%～80%的痛风及高尿酸血症者体重超重或肥胖,70%以上痛风及高尿酸血症者伴有高脂血症;有 20%以上的患者体重基本正常,仅有 5%～10%患者体重略低于正常标准。尿酸水平与体重、体重指数及三酰甘油呈正相关。因此,可以认为,肥胖及体重超标是导致高尿酸血症、痛风及高脂血症的基础。

因此,预防高尿酸血症及痛风,必须调整饮食,除限制高脂肪膳食外,蛋白质膳食每日控制在 60 克,糖类应占总热能的 50%～60%,少食糖果,以防止肥胖而致高尿酸血症。

3. **防止尿酸盐形成结晶的因素**

(1)高尿酸血症者,必须戒酒,因为喝酒会使血尿酸增高且又易形成结晶。

(2)要注意保暖,勿受凉,寒冬季节及风雪天要减少外出,可以防止尿酸盐形成结晶。

(3)坚持劳逸结合,防止过劳和精神紧张恐惧等压力,以免使尿酸沉积。

(4)鞋袜要舒适,不可过紧,以免尿酸沉积。

(5)注意保护中小关节,避免外伤,减少关节活动度,以免受伤。

(6)不做理疗,低温刺激不利于关节炎症的吸收与消散,且易使尿酸盐沉积,加重病情;热敷可加重局部病变充血、水肿,不仅不能镇痛,且还使疼痛加重。

4. **多吃消尿酸食物能预防痛风**

(1)樱桃:促进血液循环,有助尿酸排泄、消肿镇痛,每天可吃 20 颗樱桃。

(2)蔬菜:大部分蔬菜均属于低嘌呤食物可放心吃,可降低血尿酸水平。

(3)海带:富含大量蛋白质和矿物质,可降低尿酸。

(4)酸奶:因为酸奶中含的有益菌可调节人体菌群平

衡,改善物质新陈代谢,有利于降低血尿酸。

(5)高钾食物:如香蕉、西蓝花、西芹等富含钾离子,有利于预防尿酸沉积,增加尿酸排泄。

(6)碱性食物:如西瓜、冬瓜均属于碱性食物,而且还有利尿作用,有利于尿酸排泄。

(7)多喝离子水:因为碱性离子水 pH 均在 7.5～8.5,乳化力和渗透力均强于其他水,且运行快,可加速在体内代谢,有利于中和血尿酸。高尿酸血症患者每日饮用量保持在 3000 毫升左右,可排大量尿酸。

5. 严禁服用抑制尿酸排泄药物　抑制尿酸排泄药物有噻嗪类利尿药中的氢氯噻嗪、吲达帕胺、氯噻酮、美托拉宗、喹乙宗等,还有氨苯蝶啶、烟酸、乙胺丁醇、吡嗪酰胺、左旋多巴等。服用上述药物者,血尿酸不能排泄,导致血尿酸增高而易诱发痛风发作。

6. 平时多吃低嘌呤食物能预防痛风

(1)主食类:米、麦、面类制品,淀粉、高粱、通心粉、马铃薯、甘薯、山芋等。

(2)荤食类:牛奶、奶酪、蛋类、猪血、鸡鸭血等。

(3)蔬菜类:大部分蔬菜均属于低嘌呤食物。

(4)水果类:均属于低嘌呤食物。

(5)饮料类:苏打水、可乐、汽水、矿泉水、茶水、果汁、咖啡、麦乳精、巧克力、可可、果冻、冰淇淋等。

(6)其他类:酱类、蜂蜜、瓜子、植物油、黄油、奶油、杏仁、核桃、榛子、薏苡仁、干果、糖、海蜇、海藻、调味品等均属于无嘌呤或低嘌呤食物,多食可减低血尿酸水平,预防痛风发作。

三、健康教育

1. 向患者及其家属讲明本病病因、临床表现,告知患者应遵医嘱按时服药,并定期随访。

2. 提醒患者必须积极治疗糖尿病、肥胖症、高血压及高脂血症等,并得到控制。

3. 避免服用诱发高尿酸血症的药物,如利尿药、阿司匹林、抗结核病药物等。

4. 远离诱发因素,如高嘌呤饮食、饥饿、饮酒、精神压力、寒冷、受伤、急剧减肥等。

5. 告知患者建立良好的生活方式,要劳逸结合,保证充足睡眠,生活规律,情绪乐观,心态平和。

6. 指导饮食,限制嘌呤类食物的摄取,为患者制定膳食治疗卡,供患者参考。

7. 鼓励患者选择新鲜蔬菜和水果等碱性食物,以促进尿酸排出又能提供丰富的维生素和无机盐类,有利于痛风恢复。

8. 可多吃蔬菜、马铃薯、奶类、柑橘等。

9. 饮食宜清淡、易消化吸收,忌辛辣刺激性食物。

10. 戒烟戒酒,限制总热能,避免体重增加,长期限制脂肪摄入量。

第五节　骨质疏松

骨质疏松是一种全身性代谢性的骨疾病,患者骨强度降低的同时骨折危险性增加。骨质疏松及其造成的骨折等并发症对当今中老年人的健康造成了严重的威胁,并引起了全世界的广泛关注。目前,我国 60 岁以上老龄人口约 1.73 亿,骨质疏松症总患病率接近 22.6％,其中男性患病率为 15％,女性为 28.26％,且以绝经后中老年女性居多。骨质疏松症容易导致脆性骨折,常见为脊柱、髋部和桡骨远端骨折,为老年人死亡的常见原因之一。

人类不论男女,在其正常退化和老化过程中,一般从 35 岁开始,骨组织中的骨质量逐渐减少。一旦出现减少的速度增快,导致全身骨量减少,骨的脆性增加,并出现骨痛等症状,易发生骨折时即为骨质疏松。

骨质疏松按病因可分为原发性和继发性两类。继发性骨质疏松的原发病因明确,常由内分泌代谢疾病(如性腺功能减退症、甲状腺功能亢进、甲状旁腺功能亢进、库欣综合征、1 型糖尿病等)或全身性疾病引起。Ⅰ型原发性骨质疏松即绝经后骨质疏松症,发生于绝经后女性;Ⅱ型原发性骨质疏松即老年性骨质疏松,见于老年人。

一、治疗指南

1. 治疗原则

(1)生活运动基础治疗。

(2)缓解骨痛,改善功能。

(3)提高骨量,预防骨质。

(4)针对合并骨折者行手术治疗。

2. 治疗方法

(1)基础治疗

①改变生活方式,适当增加体育运动。

②摄入钙及维生素 P。

（2）药物治疗

①抗骨吸收功能,维持骨量:雌激素（替勃龙）每次2.5毫克,每日1次;选择性雌激素受体调节药;双膦酸盐（阿仑膦酸钠）每次70毫克,每周1次。

②促骨形成功能,提高骨质量:骨化三醇胶丸每次0.25微克,每日2次。

③改善骨质量:降钙素（鲑鱼降钙素喷鼻剂）每日20微克或每日或隔日40微克,1次或2次给药。

二、预防策略

骨质疏松给患者生活带来极大的痛苦和不便,一旦出现骨质疏松再纠正就极为困难,治疗收效慢,一旦骨折又可危及生命,因此防治骨质疏松症就显得尤为重要。除了要注意日常的饮食和加强运动,更要特别强调三级预防的落实。

1. 一级预防　控制骨质疏松的发病原因,减少骨质疏松症的发生。

（1）正确认识骨质疏松症,提早做好预防工作:骨质疏松症的发病率随年龄的增长而增加。人在35岁前,骨形成大于骨丢失,摄入的钙很快吸收进入骨骼中沉淀,骨钙含量高;40岁后,胃肠道功能逐渐减退,钙的吸收减少而流失增加,体内钙呈负平衡;45岁后,每10年骨骼脱钙率为3%。因此,35岁前让骨骼最大限度的储存更多的钙,对预防和减轻骨质疏松症具有重要意义。

（2）合理膳食:钙和维生素D是影响骨密度最大的营养因素。骨质疏松症患者应多食高钙和维生素D丰富的食物,如牛奶、豆制品、骨头汤、蛋黄、含油的鱼、动物肝等。应戒除烟酒嗜好,因乙醇引起的器官损害可抑制钙与维生素 D 的摄取,抑制维生素 D 的活化。

(3)适当增加体力活动,多晒太阳:体力活动可以增加骨形成,减少骨吸收,促进骨量增加。日常体力活动对防治骨质疏松有效且简便易行。负重锻炼可以使骨骼更强健,并延缓骨丢失,对骨质疏松的发生起到一定的预防作用,建议每周进行 3～5 次的负重锻炼(如步行、慢跑、跑步、爬楼梯和跳绳),每次持续 30～60 分钟。适量的维生素 D 可以帮助机体吸收钙。经常晒太阳,通过阳光中的紫外线照射使皮肤产生维生素 D,促进钙磷吸收,利于骨钙沉积,可以有效预防骨质疏松。

2. 二级预防　即在疾病的临床前期"早发现、早诊断、早治疗"。

(1)提高自我诊断的能力,尽早预防:腰背痛是骨质疏松症患者最常见的症状。骨质疏松症的病程较长,一开始腰背痛的症状轻微且持续时间短。多在活动时出现,但棘突压痛不明显;加重后,腰背痛可转化为持续性痛,并在久坐久立或双手向上举物等日常活动时诱发和加剧。骨质疏松症严重者可因神经根或脊髓受压迫而出现四肢的放射痛或麻木,但这种情况较少见。中老年人应针对早期症状及时做好二级预防工作。

(2)骨质疏松症的高危人群应早期预防:研究发现,性激素水平下降是骨质疏松的重要因素。雌激素对成骨细胞有特殊的刺激作用,促使骨质合成及钙盐沉积。女性在绝经后卵巢功能减退,雌激素浓度下降,骨量丢失加快,骨基质形成不足,影响钙盐沉积。应每年进行 1 次骨密度检查,及早采取防治对策。

(3)易引起骨质疏松的相关疾病的早期处理:积极治疗能引起骨质疏松的疾病,如甲状旁腺功能亢进症、糖尿病、血液病、肝炎、类风湿关节炎、脂肪泻、慢性肾炎等。

3. 三级预防　主要是对退行性骨质疏松症患者积极进行抑制骨吸收和促进骨形成的药物治疗,加强防摔、防碰、防绊、防颠等措施,并对中老年骨折患者进行积极治疗和促进康复。

(1)作用骨矿化的药物

①钙:正常成人每天需钙量为 1～1.5 克。据统计,中国人钙摄入量每日 400 毫克。钙是骨骼的重要成分,主要来源于食物。首先要注意饮食的多样化。生活水平的提高往往使饮食品种单一化和过于精细,应该经常调剂自己的饮食品种,摄入一些含钙量较多的食物,如虾、鱼、贝壳类水产品、牛肉或带骨骼的肉制品等。第二应坚持喝牛奶,牛奶含丰富的钙,且容易吸收。每次饮 250～500 毫升牛奶就基本满足钙的需求。

老年人肠道吸收钙能力较差,饮食摄入量常不足。因此,老年人饮食外补充钙是预防和治疗骨丢失的方法。

碳酸钙含钙量高,每餐服用钙片最佳,通常含钙量 200 毫克的片剂已够用,每日钙摄入标准为绝经前妇女每日 1000 毫克;绝经后妇女每日 1000～1500 毫克;中年男子每日 1000 毫克;中老年男子每日 1000～1500 毫克。

②维生素 D:在防治骨质疏松中必不可少。缺少维生素 D,人体便不能吸收和利用钙,常人每日约需 400 单位的维

生素 D(相当于 100 毫升牛奶、一片多维丸或每周 30～60 分钟的日光浴),过量的维生素 D 对人体有害。

老年人每天口服维生素 D 3500～1000 单位对增加老人肠道吸收钙有一定作用,可增加肠对钙的吸收。

(2)抑制骨吸收药物

①双膦酸盐类:该类药物降低破骨抑制细胞的代谢活性,作用于成骨细胞,抑制成骨细胞对破骨细胞的刺激作用,反映在骨小梁的骨量稳定甚至增加。常用药物有阿仑膦酸钠(福善美)10 毫克,每周 1 片,口服。唑来膦酸 4 毫克,加入 5％葡萄糖溶液 100 毫升或 0.9％氯化钠溶液 100 毫升静脉滴注,时间大于 15 分钟,每年 1 次。

②雌激素替代疗法:激素对减慢绝经期前后的妇女的骨丢失速率特别合适,尼尔雌醇、结合雌激素片、替勃龙等。一般绝经期开始用药,长期坚持至绝经后十年以上。长期服用雌激素可能发生子宫内膜增生或子宫出血,但发生率很低;乳腺癌、子宫内膜癌患者不宜使用;雌激素与孕激素合用可减少并发症。常用的用法为尼尔雌醇每个月 2～5 毫克＋每三个月甲羟孕酮每日 6～8 毫克,连用 7～10 日。

三、健康教育

1. 一般教育

(1)平日要保持富含钙、低盐、优质蛋白质的均衡饮食。

(2)适当户外活动,但夏天要防中暑,冬天要保暖,并防止跌倒骨折。

(3)戒烟戒酒,保持良好的心情,可服用钙补充剂,老年人每日摄入钙为 1000 毫克,慎用影响钙代谢的药物。

2. 用药教育

（1）口服双膦酸盐药物，应在早晨空腹时服用，并用 200 毫升白开水送服，吃药后 30 分钟内避免平卧，服药后 1 小时可服用钙补充制剂。

（2）必须在专业医师或药师指导下服用降钙素，并监测肝肾功能改变。

（3）服用钙剂时，宜在饭后 1 小时服用或睡前服用，同时避免饮用咖啡、牛奶饮料，避免食用富含纤维素的食物，因钙与纤维素结合成不易吸收的化合物，可抑制钙的吸收。

第6章 泌尿系统疾病

第一节　尿路感染

尿路感染是指由细菌直接侵袭尿路而引起的非特异性感染。感染发生于上尿路（如肾盂肾炎）和下尿路感染（如膀胱炎、尿道炎）。多见于育龄期妇女、老年人、免疫力低下及尿路畸形者。尿路感染发生率约为 2％，女：男为10：1。60 岁以上女性尿路感染发生率高达 10％～12％，50 岁以上男性因前列腺增生尿路感染发生率约为 7％。

一、治疗指南

1. 治疗原则

（1）消灭病原体。

（2）控制临床表现。

（3）去除原发病。

（4）防止复发变为慢性。

2. 治疗方法

（1）一般治疗

①急性期注意休息，多喝水，勤排尿。

②发热者给予易消化、高热能、富含维生素饮食。

③尿急、尿痛、尿频和血尿者，口服硫酸氢钠 1.0 克，每

日 3 次,以碱化尿液,减轻症状,避免应用磺胺类抗生素使尿路结晶形成。

（2）抗感染治疗

①要选用致病菌敏感的抗生素,首选对革兰阴性杆菌有效的抗生素,治疗 3 天无效者,应按药敏试验结果调整用药。

②选用在尿和肾内血流浓度较高的药物。

③选用肾毒性小、不良反应少的抗生素。

④对单一药物失效、严重感染、混合感染或出现耐药菌时,要联合用药。

⑤对不同类型尿路感染应给予不同的治疗。

（3）常用抗生素

①青霉素每次 80 万单位,肌内注射,每日 2 次;或每次 400～800 万单位,溶于生理盐水中静脉滴注,每日 1 次。

②哌拉西林 1 克,分 2 次肌内注射;或 4～8 克溶于生理盐水中静脉滴注,每日 1 次。

③氨苄西林每次 0.5～1.0 克,肌内注射,每日 2 次;或 4～6 克溶于生理盐水中静脉滴注。

④阿莫西林每日 1～3 克,分 3～4 次口服。

⑤阿米卡星每次 0.2 克,每日 2 次,肌内注射;或 0.4～0.6 克溶于生理盐水中静脉滴注,每日 1 次。

⑥庆大霉素每次 8 万单位,肌内注射,每日 2 次;或 24 万单位溶于生理盐水中静脉滴注,每日 1 次。

⑦氧氟沙星每次 0.2～0.4 克,口服,每日 2 次;或 0.2～0.4 克溶于生理盐水中静脉滴注,每日 1 次。

⑧环丙沙星每次 0.25～0.5 克,口服,每日 3 次;或 0.2

克溶于生理盐水中静脉滴注。

⑨左氧氟沙星每次 0.1～0.2 克,口服,每日 2～3 次;或 0.3～0.5 克静脉滴注。

⑩诺氟沙星每次 0.2～0.4 克,口服,每日 2 次;或 0.2 克静脉滴注,每日 1 次。

⑪头孢氨苄每次 0.5 克,口服,每日 4 次。

⑫头孢唑林每次 4～6 克,静脉滴注,每日 1 次。

⑬头孢哌酮每次 2 克,肌内注射或静脉滴注,每日 1 次。

⑭头孢曲松每次 2 克,肌内注射或静脉注射,每日 1 次。

⑮头孢拉定每次 1～2 克,肌内注射或静脉滴注,每日 1 次。

⑯复方磺胺甲噁唑 2 片,每日 2 次,加服碳酸氢钠 1g,每日 1 次,口服。

⑰呋喃妥因每次 0.1 克,每日 3 次,口服,疗程 2 周。

(4)感染类型治疗

①急性膀胱炎:氧氟沙星每次 0.4～0.6 克,每日 1 次;阿莫西林每次 1 克,每日 1 次;复方磺胺甲噁唑每次 4 片,每日 1 次,连服 3 日。

②急性肾盂肾炎:轻症尽可能单一用药,口服有效抗生素 2 周;重症采用肌内注射或静脉滴注抗生素,一般两种以上抗生素联用。

③慢性肾盂肾炎:治疗同急性肾盂肾炎,但疗程要延长,做好根据尿培养和药物敏感试验选择两种抗生素联合应用,2～3 周为 1 个疗程,直到尿细菌培养阴性,总疗程为 2～4 个月。

二、预防策略

1. 多饮水,勤排尿,每 2～3 小时排尿 1 次。

2．经常保持会阴部清洁。

3．尽量避免使用尿路器械。

4．注意性卫生,性交后即排尿。

三、护理与康复

1．一般护理　急性期的尿路感染要适当休息,急性肾盂肾炎要卧床休息 1 周。

2．对症护理

(1)发热患者在抗感染药物治疗起效后体温可自行恢复正常,但仍要定时测量体温。体温再度升至 38.5℃ 以上者,可遵医嘱给予物理降温,必要时也可给予药物降温。

(2)嘱患者多卧床休息,尽量少弯腰、站立或坐起,以防肾包膜受到牵拉加重腰痛。

(3)腰痛剧烈者要警惕肾乳头坏死或肾周脓肿的发生,应及时报告医师处理。

(4)出现尿频、尿急、尿痛等尿路刺激征明显者,鼓励患者多饮水,勤排尿,排尿后及时清洗会阴部。

(5)尿路感染患者,每天饮水 2000～3000 毫升,每 2～3 小时排尿 1 次,是消除尿路刺激征最好的方法。

(6)护士应设法分散患者注意力,清除其紧张情绪,可明显缓解排尿次数。

(7)下腹部不适感患者,休息时可采取屈膝卧位,热敷下腹部,有助于减轻症状。

3．用药护理

(1)告知患者要遵医嘱按时、按疗程服用抗感染药物,防止待尿路刺激征消失即停药的错误做法。

（2）告知患者如过早停用抗感染药物，不仅导致细菌耐药，抗感染药物治疗无效，还可导致病情反复，造成慢性病变。

（3）口服磺胺类药物者，应鼓励患者多饮水，并同时服用碳酸氢钠，以碱化尿液，不仅增强抗菌杀菌效果，还可预防磺胺结晶阻塞肾小管造成肾损伤。

4．尿标本留取

（1）采集患者尿液标本时的原则：应在抗感染药物应用之前或停用抗感染药物至少5天后采集患者尿液标本。

（2）应采集患者新鲜的尿液，且尿液量不少于10毫升。

（3）中段尿标本留取时，嘱患者先用肥皂温水清洗外阴（男性患者应清洗龟头及冠状沟处），再用1∶5000高锰酸钾溶液坐浴15分钟。最后再用无菌棉签蘸消毒液消毒尿道口，再嘱患者排尿，将中段尿置于无菌试管中。无菌试管口及塞子在留尿前后均需用火焰消毒灭菌。

5．饮食护理

（1）急性期患者给予清淡、富含营养的流食或半流食，如面条、面片、稀饭等，避免劳累。

（2）慢性期患者饮食宜清淡、多吃富含水分的新鲜水果和蔬菜饮食，如西瓜、冬瓜、梨等。忌食辛辣刺激性食物，以减少尿路刺激。

6．病情观察　注意观察患者体温、脉搏、血压、排尿次数、尿量、颜色及伴随症状等。

7．心理护理　要安慰体贴患者，向其解释病情和预后，以消除焦虑不安情绪，积极配合治疗。

四、健康教育

1. 一般教育　指导患者生活要规律，避免过劳，保证充足睡眠，坚持适度的体育锻炼，以增强体质。

2. 告知预防本病和复发的主要措施

（1）多饮水、勤排尿、不憋尿。

（2）养成个人良好的卫生习惯，保持会阴部清洁干燥，女性患者要勤换内裤，提倡淋浴。

（3）忌盆浴或池浴，严防逆行感染。

（4）高度重视月经期、妊娠期卫生，避免粪便污染尿道口。

（5）避免不洁生活史。

（6）严格掌握尿路器械检查与导尿适应证。

3. 积极治疗引起尿路梗阻性疾病　如泌尿系结石、肿瘤、前列腺增生、包茎、肾下垂、瘢痕性狭窄、泌尿系先天性畸形等。

4. 加强生活卫生　性生活前夫妻双方应清洗外阴，以防外阴周围细菌进入尿道和膀胱，从而引起尿路感染，性交前后需排尿。

5. 遵医嘱患者应定期检查　慢性肾盂肾炎停药后的半年要每月复查尿液，有复发征象时应立即治疗，以防病情恶化。

第二节　尿路结石

在泌尿系统中，形成结石的地方主要是在肾和膀胱，结石随尿流入输尿管即输尿管结石，结石进入膀胱即膀胱结石,进入尿道即尿道结石。

尿路结石是中老年人常见的疾病之一,男性多于女性,男女之比约为 3:1,中老年人下尿路结石较上尿路结石多见。

一、治疗指南

1. 治疗原则

(1)根据结石大小、数目、位置、肾功能及全身情况确定治疗方案。

(2)根据有无确定病因、有无代谢异常。

(3)有无梗阻和感染及其程度。

(4)碎石治疗和中药排石治疗。

2. 治疗方法

(1)肾结石治疗

①手术治疗:老年肾结石要严格掌握手术治疗的适应证。

- 手术适应证:反复发作血尿、疼痛、感染而又经非手术治疗经久不愈者。尽量选择肾盂切口取石或肾切除术。避免肾实质切开取石,减少损伤。
- 体外冲击波碎石:肾功能正常而肾内结石<2.5厘米,可采用腔内技术联合体外冲击波碎石。

②非手术治疗

- 大量饮水,增加尿量,随尿排出结石。
- 饮食调节,限制高钙、草酸成分食物,限制高蛋白、高糖和高脂肪饮食。
- 控制感染,根据细菌培养及药物敏感试验选用抗菌药物。

- 采用中药排石汤:方药为金钱草 30 克,海金沙藤 18 克,白芍 10 克,生地黄 12 克,鸡内金 6 克,广木香(后下)4.5 克,小甘草 4.5 克煎服;另取琥珀末 3 克冲服,并鼓励患者大量饮水。

(2)输尿管结石治疗

①输尿管切开取石。

②中药排石汤治疗,见肾结石非手术治疗。

(3)膀胱结石治疗

①经尿道用取石钳取出。

②在膀胱镜直视下碎石。

③以耻骨上膀胱切开取石。

二、预防策略

1. 大量饮水　增加尿量,降低尿中形成结石物质浓度,减少晶体形成,是预防结石形成和长大的最有效方法,也有利于结石的排出,保持每天尿量在 2000 毫升以上。适用于各型结石,睡前及半夜饮水,保持夜间尿液呈稀释状态,有利于减少晶体形成。

2. 调节饮食结构　适当限制含钙、草酸盐成分高的食物摄入,如牛奶、奶制品、精白面粉、巧克力、坚果等含钙量高。而浓茶、番茄、芦笋等含草酸量高。尿酸结石高危人群不宜服用高嘌呤食物,如动物内脏。可以多食含纤维素丰富的食物。

3. 控制感染　有泌尿系统感染者,应积极治疗,选择有效抗生素,力争彻底治疗,可以预防结石的发生。

4. 调节尿 pH 对于酸性尿者,可口服枸橼酸钾、碳酸氢钠等,以碱化尿液,对尿酸和胱氨酸结石高危人群有很好的预防作用。

5. 监测尿 pH 尿路结石的高危人群,要经常检测尿 pH,做预防用时尿 pH 要保持在 6.5,做治疗时应保持在 7～7.5。口服氯化铵使尿酸化,有利于防止感染性结石生长。

6. 尿路结石治疗后 应定期进行 X 线、B 型超声检查,观察有无复发。解除同时存在的尿路阻塞、感染、异物等因素,可以预防复发。

7. 特殊性预防方法

(1)草酸盐结石患者可口服维生素 B_6 或氧化镁,以减少尿中草酸含量或增加尿中草酸溶解度。

(2)别嘌醇对含钙结石有抑制作用。

(3)伴甲状旁腺功能亢进者,必须摘除腺瘤或增生组织。

8. 其他 补充维生素 A,可以预防尿路结石的形成;长期卧床的老人,应多翻身,勤按摩,尽量采取早日下床活动或适当应做些被动活动;中老年人要身体力行地参与体育活动,防止久坐不动,严禁长期卧床静养。

三、护理与康复

1. 一般护理

(1)饮食与补液

①患者应大量饮水(24 小时 2000 毫升以上),并保证每日尿量在 2000 毫升,尤其睡前及半夜饮水效果更佳,可以降低尿中结石性质浓度,又有利于结石排出和控制尿路感染。

②告知患者多吃富含纤维食物,限制牛奶、奶制品、豆制品、巧克力、坚果等含钙量高的食品,以及浓茶、菠菜、番茄、土豆、芦笋等含草酸量高的食物。

③避免摄入大量动物蛋白、精制糖。

④尿酸结石患者,不宜食用动物内脏等含嘌呤高的食物。

(2)适当进行跳跃性运动,以促进结石排出。

(3)密切观察患者生命体征、腹痛、尿量、尿色的变化、结石排出情况。

(4)适当给予镇痛药物。

2. 体外冲击波碎石护理

(1)告知患者碎石治疗前 3 日忌食产气性食物,治疗前 1 日服缓泻药,术日晨禁食。

(2)告知患者治疗中应按要求保持固定体位,不要随意移动。

(3)碎石后护理要求如下。

①术后应卧床休息 6 小时,无不良反应时可正常进食,鼓励患者多饮水,增加尿量,并适当活动和变换体位,促进结石排出。

②碎石后常出现轻微血尿呈淡红色,可自行消失而无须治疗,告知患者不必紧张。

③密切观察碎石排出效果,收集尿液并过滤以便进行结石成分分析。

④遵医嘱摄 X 线平片,观察结石排出情况。

⑤患者出现腹痛、放射痛、尿量减少时,警惕碎石梗阻或继发感染。

3．手术前准备

（1）常规检查，观察凝血机制。

（2）术前 1 日备皮、配血、术前晚行肠道清洁。

（3）向患者介绍术中配合要求和注意事项，消除患者顾虑，使其主动配合手术。

4．内镜取石患者护理

（1）病情观察：观察患者生命体征、尿液颜色和性质。

（2）防治感染：遵医嘱给予抗生素，嘱多饮水，勤排尿，不憋尿，保持大便通畅。

四、健康教育

1．告知患者多饮水，保证每日饮水量在 2000 毫升以上，适当进行跳跃性运动，可促进结石排出。

2．遵医嘱调整饮食成分和结构，消除结石诱发因素。

3．定期随访，检验尿液成分，必要时可进行 X 线检查，B 超检查。

4．发现结石复发或有残余碎石，再行治疗。

第三节 前列腺增生

前列腺增生是老年男性的常见病，所谓增生是指由于组织细胞数量增多而造成的组织、器官的体积增大。过去也曾称为良性前列腺肥大。近年经病理学发现为细胞增生，而非细胞肥大，故正确命名应为良性前列腺增生。

据统计，在 50 岁以上的男性中，50%～75%的人有良性前列腺增生，90 岁以上男性中有 90%以上患有良性前列腺增生。

一、治疗指南

1. 治疗原则

(1)治疗时必须考虑梗阻程度及全身情况。

(2)要考虑心、肺及肾功能是否能耐受手术。

(3)膀胱残余尿量超过 50 毫升和急性尿潴留患者应早日手术治疗。

2. 治疗方法

(1)一般治疗

①加强体育活动：中年以后要积极参与体育锻炼，增强体质，增强控病能力。生活规律化，避免受凉、过劳、憋尿等。

②改变生活方式：调整饮水时间，外出和入睡前限制饮水量，以减少夜尿次数，减少咖啡和酒类等饮料的摄入量。

③排尿训练：出现尿急时，做提肛动作以收缩尿道括约肌可延长排尿时间。

(2)抗感染治疗：有尿路感染时，出现尿急、尿痛、尿频，可考虑应用抗菌药物治疗，如诺氟沙星。

(3)药物治疗

①非那雄胺每次 5 毫克，每日 1 次，口服。

②阿夫唑嗪每次 10 毫克，每日 1 次，口服。

③盐酸坦索罗辛每次 0.2 毫克，每日 1 次，口服。可与阿夫唑嗪交替服用。

(4)手术治疗：经非手术治疗无效者，可考虑手术治疗。

二、预防策略

1. 坚持体育活动　应从中年开始，因为 50 岁以上前列腺增生已经出现。体育活动可以增强机体新陈代谢，促进全身血液循环,改善前列腺充血,减轻前列腺淤血,体育活动可以促进睾丸功能,延缓睾丸生理功能衰退。体育活动能增强机体抗病能力,预防前列腺增生有关的尿道炎、膀胱炎及前列腺炎,从而预防前列腺增生。体育活动包括健步走、慢跑、做广播操、游泳、打太极拳等。

2. 坚持平衡膳食 中老年人应多吃清淡且易消化的食物,多吃蔬菜和水果,防止大便干燥。因为大便干燥,加重排尿困难,更使前列腺充血、肿大、腺体增大。

①限制脂肪的摄入,高脂肪饮食会加速加重动脉硬化,导致前列腺缺血缺氧而使组织增生。

②限制高糖的摄入,高糖饮食导致血胆固醇增高,促进动脉硬化不利于前列腺血液循环。

③中老年人应进食富含维生素的食物,如海藻类、块茎类、蕨类、水果(连皮吃)、粗粮等。因为膳食纤维不仅能预防大肠癌,还能消除便秘,减轻前列腺充血、水肿和压力。有助预防前列腺增生。

3. 保持大便通畅 因为前列腺的后叶紧贴着直肠,如长期大便干燥,粪块便在直肠内向前挤压前列腺,会导致前列腺血液循环受阻、充血;而便秘又会产生毒素进入血液,损伤机体免疫功能,引起前列腺炎又导致前列腺增生。所以,保持大便通畅,可以解放"前列腺压迫",能预防前列腺增生。

4. 严禁久坐 长时间久坐,腹压增高也压迫前列腺。坐姿时,前列腺处于水平位上,尿道前列腺部和开口与前列腺腺管又处于同一个水平面上,一旦尿道内有致病菌,极易使尿液逆行入前列腺腺管内导致前列腺炎而继发前列腺增生。因此,中老年人要严禁久坐不动,以免导致前列腺增生。

5. 戒酒　无论什么样的陈年老酒、名酒、色酒,还是五花八门的药酒,说到底饮酒就是喝乙醇。乙醇一入肚,全身毛细血管立即充血,表现面红脖子粗,而前列腺体虽小又隐蔽,但也不能幸免,也充血、水肿,而前列腺周围的组织、纤维和肌肉由于充血水肿不仅压迫前列腺,也会导致前列腺感染而增生。

6. 多喝水,不憋尿　通常一个成年人每天喝水至少2000毫升,而体内缺水,全身血液循环减慢,血量也减少,全身各器官、系统、组织血液量也减少,导致新陈代谢变慢或障碍。喝水少,尿就少,尿中的毒素、毒物便会沉积,又易回流到前列腺管引起前列腺炎而继发增生。所以,预防前列腺要多喝水,每天早晨起床先喝500毫升白开水,能预防前列腺增生。

中老年人,尤其行动方便的老年人,不要憋尿,因为憋尿将阻碍前列腺血液循环,加重前列腺充血、水肿、排尿困难,导致前列腺增生。

7. 不坐冷椅子,不长时间骑自行车　前列腺受凉刺激后,支配它的交感神经兴奋,引起前列腺充血而诱发前列腺增生。所以外出时随身带一个隔凉的厚垫子,坐下前垫在座位上。

骑自行车时间过长,可直接压迫会阴前列腺部,容易造成会阴部麻木或疼痛,排尿困难,腰部酸软等症状。一般要坚持骑自行车不要超过30分钟。如长途骑自行车中途适当下车步行10分钟后再骑,也可适当调整车座角度,使车座前部不要太高,或加上海绵垫,使车座变得柔软舒适,均能减少前列腺充血、水肿,有助于预防前列腺增生。

8. **少食辛辣食物和防止受凉**　少食辛辣食物可以减少对前列腺的刺激,减少前列腺充血、水肿,同时防止大便干燥而压迫前列腺使其肥大增生。

秋冬季节时,防止受凉感冒和上呼吸道感染,以免增加前列腺炎的风险。前列腺受凉后易受到尿道逆行感染,能引起前列腺炎而继发前列腺增生。

9. **保持会阴部清洁**　男性的阴囊伸缩性很大,汗腺较多,分泌汗液又较多,加之会阴部通风较差,容易污垢积存,导致细菌繁殖增多,又易导致前列腺炎和前列腺增生肥大。所以,老年男性每天都要清洗会阴部,是预防前列腺增生的重要环节。

要经常按摩保健会阴部,并于上床后练习提肛动作,有助于前列腺血液循环,防止前列腺血液循环受阻而引起前列腺增生。

10. **适当性生活**　性生活是一种轻松愉快的运动,对于老年男女也不可放弃追求"性福"生活的权利。由于年龄、体力及疾病的限制,也应适当有性生活,对给前列腺减压、促进前列腺血液循环有重要意义,但不可过频、过度和性交中断,以免导致前列腺充血、增生和肥大。

11. **保持平衡心态**　喜、怒、哀、乐、惊、恐、悲这七情的调节失控均可通过大脑神经系统,影响全身各个器官的功能,免疫功能下降,内分泌功能失调,都会影响血压,直接影响前列腺的血液循环,导致前列腺增生。因此,老年人要保持良好的心态,平静而有规律的生活,能预防前列腺增生。

三、护理与康复

1. **饮食与营养**　告知患者多吃粗纤维,易消化食物,忌饮酒及辛辣食物,多饮水,勤排尿,不憋尿,避免劳累、受凉。

2. **减轻尿潴留**

(1)对于急性尿潴留患者,应及时配合医师进行导尿。

(2)导尿失败患者,应行耻骨上膀胱穿刺抽出尿液。

(3)在引流尿液时,应间歇性缓慢放出尿液,以防快速排空膀胱引发膀胱内大出血。

(4)有较严重的排尿困难或残余尿多者,应留置导尿管持续引流,改善膀胱逼尿肌和肾功能。

3. **安全护理**

(1)嘱患者白天多饮水,睡前尽量少饮水,减少老年患者夜间尿次,防止起床行走跌倒。

(2)视力较差的老年患者,应将便器放在床边,以保护夜间安全。

4. **心理护理**

(1)老年患者感觉减退,运动迟缓,前列腺增生可致尿液淋漓不尽,排尿困难,易使患者产生自卑心理。

(2)护士要关心体贴患者,介绍排尿困难原因及治疗效果,增强患者治疗信心,使其以愉悦心情接受手术治疗。

5. **药物治疗护理**

(1)α受体阻滞药,常用有阿夫唑嗪、坦索罗辛,可引起头晕、直立性低血压,故应睡前服用,服药后应卧床休息。

(2)5α还原抑制药,常用有非那雄胺,显效慢,停药后易复发,需长期服用。

6. 术前准备

(1)做好全身各系统功能检查。

(2)尽力改变肾功能,控制感染。

(3)指导有效咳嗽、排痰。

(4)术前晚上灌肠,防止术后便秘。

7. 术后护理

(1)术后平卧2日后改半卧位,固定或牵拉气囊尿管,防止患者坐起或肢体活动时气囊移位而失去压迫膀胱颈口的作用,防止出血。

(2)术后6小时无恶心、呕吐,可进流质饮食;1~2日后无腹胀即可恢复正常饮食,鼓励多饮水。

8. 病情观察　本病多为高龄老人,又多伴发糖尿病、高血压、动脉硬化、慢性支气管炎、肺气肿等疾病。

(1)应严密观察患者精神状态及生命体征。

(2)密切观察手术野出血、尿量及尿颜色变化。

9. 预防感染

(1)老年体弱,术后免疫力下降,极易引发尿路、精路感染。

(2)术后应密切观察患者体温及外周血象变化。

(3)患者出现畏寒、发热、阴部隐痛,应观察有无附睾肿大及压痛。

(4)早期应用有效抗生素,行持续膀胱冲洗,每日行尿道口清洁护理2次,预防感染。

10. 膀胱冲洗　术后用生理盐水持续冲洗膀胱3~5日,以防止凝血块堵塞尿道,其注意事项有以下几点。

(1)冲洗液的温度控制在25~30℃,可防止膀胱发生痉挛。

（2）冲洗速度可根据尿色而定，尿色深则快冲洗，尿色淡则慢冲洗。

（3）术后肉眼血尿者，应随时间的延长颜色逐渐变浅，若血尿颜色深红或颜色逐渐加深则提示有活动性出血，应立即报告医师处理。

（4）要确保冲洗管道通畅，若引流不畅应立即施行高压冲洗抽吸血凝块，以防膀胱充盈、膀胱痉挛而加重出血。

（5）准确记录每次膀胱冲洗量和排出量，即尿量＝排出量－冲洗量。

11. 并发症护理

（1）出血：前列腺切除术后，都会出现肉眼血尿，随术后时间会逐渐尿色变淡，这是正常现象。

①术后尿色深红或尿色逐渐加深，便提示术后有活动性出血，应及时处理。

②手术 7 日后，可逐渐下床活动，以保持大便通畅。

③术后严禁灌肠和肛管排气，防止前列腺窝损伤出血。

（2）膀胱痉挛

①临床表现：下腹部阵发性剧痛，伴强烈有便意感、尿意感，尿液不自主从尿道口溢出，可诱发膀胱出血。

②治疗配合与护理：首先排除导尿管堵塞，确保引流通畅，加强心理护理，消除紧张，可予患者使用自控镇痛泵，避免不良刺激，冲洗液温度适宜，疼痛剧烈者，可口服硝苯地平、丙胺太林等。

（3）尿失禁：多由于前列腺窝感染，膀胱逼尿肌不稳定，尿道括约肌损伤等引起，患者不自主、无意识地溢尿。尿失禁多为暂时性,一般无须药物治疗,较重者可以膀胱区及会阴部热敷、针灸等。并指导患者做提肛训练与膀胱训练,以预防术后尿失禁。

四、健康教育

1. 饮食指导,告知患者建立良好的饮食习惯,提倡均衡饮食,不吃辛辣等刺激性食物。

2. 戒烟戒酒,尽量少饮咖啡、浓茶,多饮水,每日饮水量为 2000～3000 毫升。

3. 多吃高纤维和植物性蛋白质,多吃新鲜蔬菜、水果、粗粮、大豆及豆制品,保持大便通畅。

4. 宜从事轻体力劳动,注意休息,严防过劳,不憋尿,以防引起尿潴留,冬季注意保暖,保持大便通畅。

5. 手术后 1～2 个月避免久坐、提重物,避免剧烈运动,如跑步、打球、骑自行车、性生活等,防止继发性出血。

6. 指导患者经常锻炼提肛肌,预防术后尿潴留。

第四节　慢性肾衰竭

慢性肾衰竭是指各种慢性肾疾病进行性发展,引起肾单位和肾功能不可逆地丧失,导致以代谢产物和毒物潴留、水电解质和酸碱平衡紊乱及内分泌失调为特征的临床综合征,常常进展为终末期肾衰竭。

一、治疗指南

1. 治疗原则

(1)治疗原发疾病。

（2）去除导致肾衰竭的可逆因素。

（3）保护残存的肾功能，防止并发症。

（4）终末期尿毒症必须透析或肾移植治疗。

2. 治疗方法

（1）病因治疗：针对引起慢性肾衰竭的病因和诱因进行相关治疗。

①预防和控制感染，选择有效抗生素治疗，但应避免应用具有肾毒性抗生素。

②补充足够的水、电解质。

③立即解除尿路梗阻。

（2）饮食治疗

①低蛋白饮食，每天每千克体重 0.5 克。其中 60％应为优质蛋白，如乳类、蛋类、瘦肉、鱼类、鸡等，其他 40％可来自植物蛋白，如豆制品。

②增加蛋白合成，可隔日或每周 2 次肌内注射蛋白质同化激素，如苯丙酸诺龙、丙酸睾酮等。

③促进非蛋白氮排泄，适当应用利尿药。

④高糖饮食，保证高糖食物的摄入，以补充人体所需热能。

⑤低盐，每日食盐控制在 2～3 克。

⑥高维生素，应给予维生素 A、维生素 B_1、维生素 B_2、维生素 C 及叶酸等。

（3）纠正水、电解质和酸碱平衡失调

①水平衡，饮水量一般不予限制。

②电解质平衡，治疗原则是缺什么补什么。

（4）对症治疗

①消化系统症状的治疗。

②循环系统症状的治疗。

③血液系统症状的治疗。

(5)透析治疗:对非手术治疗无效者应给予透析治疗。

(6)肾移植:可以维持存活时间。

二、预防策略

1. 提高自我呵护肾意识,坚持"十要十不要"。

(1)要清淡饮食,不要口味太重:每日食盐用量在 6 克范围内,而且将食盐分别放入各道菜中,可减轻肾负担。

(2)要平衡膳食,不要暴饮暴食。大量进食动、植物蛋白质,必然产生大量的尿酸和尿素氮等代谢产物,都要经肾排出,必将增加肾负担。

(3)要适当多饮水,不要憋尿:既可防止泌尿系统细菌感染,又可预防泌尿系统结石形成,避免肾损害。

(4)要坚持每天体力活动和体育锻炼,既能控制体重,又能增加体力和抗病能力,防止感冒,少用药,可减轻肾负担。

(5)要彻底治愈急性扁桃体炎:咽喉部疼痛时,要立即看医师,在医师指导下应用有效抗生素彻底治愈,可防止感染后诱发肾疾病。

(6)要戒烟,不要酗酒:无论何时戒烟都不迟,戒烟总比吸烟好。要限酒,最好不饮酒,无论什么好酒,高级酒,进口酒,都是乙醇,人体不需要乙醇,因乙醇损害身体。长期吸烟又饮酒,伤肾不浅。

(7)要严禁滥用药物:不要把镇痛药片当成"灵丹"。很多种药物、化妆品、染发剂、化学毒物等均可导致肾损害,并有致肾癌作用。

(8)要科学保健:不要滥补,药补不如食补,食补多用蔬果补。很多中草药中有病虫、农药和有害成分,长期大量服用中草药补品,均可能缓慢地引起肾损害。

(9)妇女怀孕前要检查有无肾疾病(有时自己不知道),不要盲目怀孕:因为有隐形肾病者怀孕可能迅速恶化而引起肾功能不全或慢性肾衰竭。

(10)要定期体检,不要忘记肾功能检查:每年至少做1~2次尿常规和肾功能检查、肾B超检查,可以对肾疾病早期发现、早期治疗。

2. 有效控制慢性肾炎高血压,有效控制血糖,有效降低血黏度,清除自由基,纠正血脂紊乱,控制高尿酸,及早防治前列腺增生,保护多囊肾功能,及早治疗红斑狼疮。

三、护理与康复

1. 一般护理

(1)有严重贫血、出血、心力衰竭症状者,应严格卧床休息,保证充足睡眠,体位变动动作宜慢。

(2)缓解期可适当活动,以自己不感到疲劳为度,但需注意协助做好各种生活护理。

(3)给予高热能、高纤维素、高钙、低磷和优质低蛋白饮食。

(4)应视患者有无水肿及其水肿严重程度、尿量多少,合理控制水、钠、钾的摄入量。

(5)加强皮肤护理,要保持皮肤清洁、干燥、勤用温水擦洗,严禁用肥皂和乙醇擦身。

(6)勤换衣裤及床上用品,勤剪指甲,严禁用力搔抓皮肤。

(7)严重水肿者,要经常更换卧位,并按摩受压部位,以防止压疮。严格执行各项无菌操作。

(8)强调口腔护理,可以减轻消化道症状,有助预防口腔细菌或真菌生长。

(9)协助或指导重症患者于早晚及每餐后漱口,并建议少食多餐,晚间睡前要饮水 1~2 次,有助减轻恶心、呕吐。

2. 病情观察

(1)密切观察患者自觉症状,如恶心、呕吐、头痛、头晕、胸闷及呼吸困难等。

(2)严密观察患者体温、血压、脉搏、呼吸、心率及心律、神志、体位、体重、大小便量及颜色等。

(3)也要观察患者感染部位表现,如咽痛、咳嗽、尿痛、尿频、腹痛、腹泻等。

(4)观察血尿变化,如血常规、尿常规、肾功能、肝功能等。

3. 治疗配合与护理

(1)药物应用配合,按医嘱给予药物治疗,但要注意观察药物疗效及其不良反应。有无恶心、呕吐、头痛、头晕、腹痛、腹泻等不良反应。

(2)观察患者对药物的耐受程度,忌用对肾有损害的药物。

(3)其他治疗配合,包括消化道出血、高血压脑病、心力衰竭、重度贫血及各种感染等。

4. *心理护理* 要安慰体贴患者,协助家属帮助患者寻找不良情绪原因并给予帮助解决,减轻患者思想负担,消除悲观情绪,积极主动配合治疗。

四、健康教育

1. 告知患者积极治疗原发病的重要性和必要性。

2. 治疗与护理的配合与要求如下。

①强调饮食疗法的目的和意义。

②要控制蛋白质、磷、水、钠、钾的摄入。

③视病情而定,进行力所能及的活动,避免劳累。

④积极预防感染,如呼吸道、泌尿系、皮肤及消化系统等感染。

⑤指导患者有规律生活,保持良好心态,以平常心态接受各种治疗,提高生活质量。

⑥合理用药,包括利尿药、降压药等的应用,严防应用对肾有损害的药物。

3. 介绍定期复查的目的及必要性。

4. 介绍自我病情监测和及时就诊的指征,如感染、血压升高、心力衰竭及体重、尿量变化等,发现异常及时就医。

第五节　肾　癌

肾癌又称肾细胞癌、肾腺癌,是最常见的肾实质性恶性肿瘤。肾癌在肾肿瘤中是最常见的,约占其中 70%。本病在城镇居民中较多见,多见于 40 岁以上的人,尤其多见于 50—70 岁的人,40 岁以下者少见,罕见于儿童,男性多于女性,男女发病率为(2～3):1。近年来,临床上本病较以往多见。

一、治疗指南

1. 治疗原则

(1)肾癌的根治方法主要是手术切除。

(2)放疗和化疗不能彻底控制。

(3)辅助化疗放疗。

(4)辅助内分泌治疗。

2. 治疗方法

(1)手术治疗:根治性肾切除是目前唯一能治愈肾癌的方法。

(2)放疗:肾癌对放疗不甚敏感,仅作为术前、术后的辅助治疗。

(3)介入治疗:目前肾动脉栓塞尤主要用于术前准备、姑息治疗及止血的目的。

(4)内科治疗

①化疗:肾癌化疗的疗效很差。

②内分泌治疗:激素联合化疗和免疫治疗,可提高晚期肾癌的疗效。

③生物治疗:干扰素是目前最常用的免疫抑制药。

二、预防策略

1. 严禁滥用解热镇痛药,现已明确解热镇痛药对肾的基本损害是肾乳头坏死,是由含对乙酰氨基酚、阿司匹林或吡唑啉酮等其他复合镇痛药引起的,因为这些药可产生直接致癌物,成为肾癌的病因之一。

2. 戒烟。

3. 经常坚持体力活动。

4. 平衡膳食,多吃新鲜蔬菜和水果。

三、护理与康复

1. 术前心理护理　肾癌患者术前可出现恐惧、紧张、绝望及悲观情绪,甚至有轻生的念头。医护人员应热情接待、重视和理解,并要与患者相互沟通思想,有利于患者调整心态,正确面对现实、面对手术。

2. 术前准备及护理

(1)术前准备

①医师应向患者详细说明肾癌的治疗前景,并鼓励患者以积极向上的心态接受手术治疗。

②应根据患者病情和食欲调整膳食,并给予高蛋白、高热能、高维生素饮食,以提高患者的手术耐受力,减少术后并发症和感染,促进切口的愈合,以期早日康复。

③手术前要完成各项检查,如血常规,血小板计数、血型及交叉配血试验,肝、肾功能检查,心电图检查。

④术前 1～2 周应停止吸烟,并练习有效咳嗽,以防术后发生肺部感染。

⑤术前 12 小时开始禁食,术前 4～6 小时应禁水。

(2)围术期护理

①患者应多饮水,以稀释尿液。必要时可输液利尿。

②肾切除后应卧床休息 1～3 日,肾部分切除术后应绝对卧床休息 2 周,以防止继续出血。

③卧床期间应保持床单平整、干燥、清洁,并经常更换衣裤,注意保暖,防止感冒。

④经常翻身、拍背、抬臀、活动四肢,以防发生坠积性肺炎。

⑤要保护好伤口,避免突然转身、大幅度扭腰等动作,以防止伤口裂开。

⑥养成良好的饮食习惯。定时定量,清淡、可口。少食易产气、油腻食物及刺激性食物。再逐渐增加富有营养的"三高饮食"。

⑦生活要有规律,适当地进行户外活动和锻炼,但要防止过劳。

⑧戒烟,忌酒。

第六节　前列腺癌

前列腺癌是男性常见的癌症,多见于中老年人。在欧美,男性罹患前列腺癌的发病率在男性癌症患者中排名第一。

前列腺癌的死亡率在美国仅次于肺癌、大肠癌,发病率为 14.3%,占男性恶性肿瘤的 10%。

东方人近年随着人口老化、高脂肪食物的摄入量增加,前列腺癌的患者有逐年增加的趋势。

前列腺癌是人类诸多癌症中,用最简便而有效的直肠指诊检查和简便的血液检测便可诊断的癌症。若能早期发现、早期诊断、早期治疗,生存率极高。

一、治疗指南

1. 治疗原则

（1）前列腺癌系老年疾病,病程较长,一般不主张前列腺切除。

（2）内分泌治疗和放疗,多数可生存 5 年以上。

（3）密切监测病情进展。

（4）局部治疗。

2. 治疗方法

（1）等待观察:是指主动监测前列腺癌的进展,在出现病变进展或临床表现明显时给予相应治疗。

（2）根治性手术治疗:根治性前列腺切除术是治疗局限性前列腺癌最有效的方法。

（3）放疗:适用于各期患者,适应证广,并发症少。

（4）近距离治疗:包括腔内照射、组织间照射等。

（5）局部治疗:是指前列腺癌的冷冻治疗、高能聚焦超声、组织内肿瘤射频消融等治疗。

（6）内分泌治疗:去势治疗;最大限度雄激素阻断治疗;间歇性内分泌治疗;根治性治疗前新辅助内分泌治疗;辅助内分泌治疗。

二、预防策略

1. 多吃蔬菜　科学家发现,日本男性的前列腺癌发病率较低。原因之一是与进食蔬菜较多有关。显示出黄绿色蔬菜对前列腺癌具有保护性作用。

2. 适当饮用绿茶　美国科学家研究发现,绿茶有预防癌症的功效。统计表明,喝绿茶的人患癌症的概率较低,且患癌年龄较晚。

3. 多吃含维生素 E 和硒的食物　科学研究表明,服用维生素 E 和减少动物脂肪的摄入量是预防前列腺癌的有效方法。科学家同时指出，多吃富含硒的食物可预防前列腺癌。

维生素 E 具有抗氧化作用，保护细胞的正常分化，防止上皮细胞增生和角化。微量元素硒具有保护细胞膜结构完整性的功能，在人体内能拮抗或减低汞、镉、铊、砷等元素的毒性作用。硒能提高机体的免疫力，具有抗癌功能，促进正常细胞的增殖和再生。

富含硒的食物有大豆、大蒜、葱、洋葱等。

三、护理与康复

1. 术前准备

（1）患者应尽快消除对手术治疗的顾虑，积极配合医护人员做好术前准备，以最佳的身心状态接受治疗，这对手术成功具有重要意义。

（2）外科医师应向患者说明手术方案及注意事项，并征求患者意见，尽最大可能满足患者的要求和愿望。不能满足患者要求时，也要向患者耐心解释利弊关系，以使患者术中、术后配合治疗。

（3）术前，患者应配合医护人员完成各种检查，如血、尿、便常规，肝、肾功能测定，心电图检查，血型及出凝血时间测定等。

（4）患者于术前还应做青霉素、普鲁卡因及先锋霉素等皮肤过敏试验，以防术中或术后因药物过敏而发生意外。

（5）术前家属应帮助患者在床上练习排尿，以防术后出现尿潴留。

（6）术前患者要洗澡或擦身，并更换清洁内衣，以防术后发生感染。

（7）术前 1～2 周患者应戒烟，并练习做有效咳嗽（深吸一口气后，再用力咳出，使肺脏充分振动咳出痰液）。

（8）术前要练习深呼吸，如有痰要用力咳出，并积极预防感冒，以免引起术后感染。

（9）术前 12 小时开始禁食，术前 4～6 小时应禁水。

（10）术前晚要保证有充足的睡眠，失眠者可应用适当的安眠药物。

2. 术后护理

（1）手术后患者返回病室时，应注意保持平衡、安全，以防各种引流管、插管牵拉、脱出，并防止输液、输血部位漏出血管外。

（2）注意体位，患者全麻未清醒者家属应协助患者保持平卧位，头偏向一侧，以防呕吐物误吸入气管而发生窒息或吸入性肺炎；并保证患者呼吸道通畅。

（3）注意保暖，严防意外损伤，麻醉未完全清醒前，应由家属或护士专人特殊护理，或应用约束带、床栏保护用具等，以防坠床。

（4）患者和家属应密切观察切口处有无渗液、渗血，引流液的性质及其引流量，若发现异常，及时报告医师，以便采取处理措施。

（5）留置导尿管者，应保持会阴部清洁卫生，并帮助患者在床上翻身、活动四肢，以防止呼吸道、泌尿道感染或压疮的发生。

（6）术后第 1 天可试着进水，第 2 天可进流质饮食，如牛奶、蛋汤、菜汤、藕粉等,以后可逐渐改为半流质饮食,如稀饭、面条、混饨等。

(7)1周后可进普通饮食,2周后可进食高蛋白、高热能、高维生素饮食,如肉类、蛋类、豆制品及海产品等,并多吃水果和蔬菜。

(8)术后1~2天出现手术部位疼痛时,可给予镇痛药。

(9)手术后早期活动,先在床上活动,如翻身、坐起、活动四肢,逐渐在床边活动下肢,扶床下地活动,扶墙行走等以促进肠蠕动,防止便秘。

(10)戒烟,以免引起咳嗽或导致呼吸道感染,影响切口愈合。

3. 尿失禁的护理 根治性前列腺切除术后,可出现完全性尿失禁、压力性尿失禁。它不仅损伤患者皮肤,增加泌尿道感染的危险,而且由于自尊心受损和尿液异味的困窘而不敢参与社交活动,严重影响患者的生活质量。应采取以下预防措施。

(1)适当活动:因为体力活动可增强全身肌力,有利于预防尿失禁。

(2)间断排尿法:排尿时患者可有意识地中止尿流数次,每次3~5秒钟。

(3)提肛法:患者取立、坐或侧卧位,与呼吸运动相配合,深吸气时慢慢放松,连续5~10次,日累积10~20分钟。

(4)尽量少用加重尿失禁的药物:如镇痛药、镇静药,因为这类药物会降低括约肌对排尿反应的敏感性。

(5)防止腹压增加:要预防咳嗽、打喷嚏及便秘,以免腹压增加引起尿失禁。要避免受凉,治疗呼吸道感染,并戒烟,多吃含纤维素多的蔬菜和水果,以防便秘。

(6)保持足够尿量:因为浓缩尿可刺激膀胱引起尿失禁,足够的尿量可引起排尿反应,有助于膀胱功能的恢复。

(7)多饮水:每天饮水 2000～2500 毫升,白天分次饮用。注意睡前不饮水,以免引起夜间遗尿。

(8)训练膀胱:一般每隔 1～2 小时排尿 1 次,在非规定时间内尽量憋住尿液,直到预定排尿时间将尿排尽。排尿间隔时间开始时短一些,以后可逐渐延长间隔时间。要有意识地控制或者引起排尿,可补偿缺乏排尿意识和反射的感觉障碍,刺激并帮助膀胱功能的恢复。

(9)保持会阴部皮肤清洁:尿液刺激可引起会阴部皮肤损伤。因此,患者应加强会阴部皮肤的清洁卫生,保持皮肤干燥。男患者可用阴茎套引流,必要时可安放留置导尿管。

(10)要建立自信:患者要消除悲观、自卑心理,树立战胜疾病的信心,积极配合治疗,争取早日康复。

第7章　血液系统疾病

第一节　缺铁性贫血

缺铁性贫血是体内储存铁使用尽,致使血红蛋白合成减少而出现的贫血。缺铁性贫血是一种常见的血液系统疾病,特点是小细胞低色素贫血,多见于婴幼儿和老年人,约占7%。

一、治疗指南

1. 治疗原则

(1)查出贫血原因,尽快去除。

(2)补足储存铁,纠正贫血。

(3)规范应用铁剂。

(4)合理安排膳食。

2. 治疗方法

(1)消除病因:若单纯补充铁剂可能使贫血减轻,红细胞、血红蛋白等可恢复,但贫血不能彻底治愈,还有可能延误原发病的治疗,使病情恶化,失去治疗时机,导致不能挽回的后果。因此要遵循以下原则。

①男性患者有消化道症状,如恶心呕吐,食欲缺乏、腹痛腹胀,腹泻便血,应进行病因检查。有寄生虫者(钩虫、血

吸虫及鞭毛虫等），要进行驱虫治疗。对可疑者应做内镜检查，有胃肠恶性疾病者，要尽早手术治疗。

②成年患者要积极治疗消化道出血，采用抗菌抑酸治疗消化性溃疡；切除肠息肉。

③老年人患有恶性肿瘤，应尽早手术切除和放疗、化疗。

（2）补充铁剂：恢复血红蛋白至正常，补充机体储存铁量至正常。

①口服铁剂：以下除另有说明外均为每日 3 次，饭后服用。

硫酸亚铁成人用量为 0.3～0.6 克；富马酸亚铁成人用量为 0.2～0.4 克；葡萄糖酸亚铁成人用量为 0.3～0.6 克；琥珀酸亚铁，成人用量为 0.1～0.2 克；枸橼酸亚铁，成人用量为 0.5～2.0 克；右旋糖酐铁，成人用量为 50～100 毫克；多糖铁复合物成人用量为 0.15～0.3 克，每日 1 次。

为补足体内储存铁，在贫血纠正后还要继续应用铁剂治疗 3～6 个月，也可在血清铁蛋白达到 50 微克/升时，即可作为停止应用铁剂的指标。

服用铁剂期间，进食过多的谷类、牛奶、咖啡、茶叶、蔬菜时，可使铁的吸收减少；如同时应用含有钙、镁、磷酸盐、鞣酸等药物可使铁盐沉淀，影响铁的吸收。而进食鱼类、肉类、维生素 C，可加强铁的吸收。

应当强调：口服铁剂治疗缺铁性贫血是最恰当、最经济、最有效、不良反应最轻、患者痛苦最少，最低碳的医疗行为。而硫酸亚铁是口服铁剂中的标准制剂。

提示：不是补铁越多、越快越好，体内储存铁过量（血清铁蛋白大于 200 微克/升）时，将可能导致感染、肿瘤、血色病及心肌梗死。

②凡能口服铁剂者,不静脉注射铁剂;能肌内注射铁剂者,不静脉注射铁剂。这是因为注射铁剂不方便、不经济、不安全,疗效不是最好、不良反应多。

③注射铁剂的指征:口服铁剂,消化道反应严重不能耐受者;原有消化系统疾病,如患消化性溃疡、慢性腹泻;口服铁剂后,会加重病情;胃切除术后,影响铁剂吸收;需要迅速纠正缺铁,如妊娠晚期严重贫血者,或近期内需要外科手术者;慢性失血得不到有效控制,失血量超过肠道吸收的铁量,如胃肠道恶性肿瘤。

④常用注射铁剂:右旋糖酐铁成人首次用量为 20~50 毫克,深部肌内注射,第二日起每日或每 2~3 日,再肌内注射 100 毫克,总剂量为每提高 1 克血红蛋白所需右旋糖酐铁 300 毫克。计算方法:总铁量(毫克)=300×(正常血红蛋白-患者血红蛋白克数％)+500 毫克(补充部分贮存铁)。

(3)铁剂治疗疗效观察

①口服铁剂后 4~5 天网织红细胞开始上升;11~12 天达最高峰(4％~15％);2~3 周后网织红细胞降至正常。

②血红蛋白于治疗后 1~2 周开始上升,于第 4 周上升较快,平均每月上升 10~20 克,需 3~4 个月血红蛋白达到正常水平。

③红细胞数量多在治疗后 1~2 月恢复正常,但仍需继续用药 2~4 个月方可停药。

(4)铁剂治疗后不良反应

①一般反应:口服铁剂后出现恶心、呕吐、腹痛、腹泻等胃肠道反应。但患者不要轻易停药,可适当减量或与食物

一同服下,待不良反应减轻后,再逐步恢复原来剂量。

②全身反应:注射铁剂后,可出现注射部位疼痛、局部肤色变黑、面部潮红、头痛、肌肉关节疼痛、发热、淋巴结肿大;静脉注射者可引起静脉炎和静脉栓塞,严重者可发生休克,甚至死亡。故初次应用时,应严密观察,备好肾上腺素等抗休克药品,以备急救之用。

二、预防策略

1. 尽快查明缺铁性贫血的原因,积极治疗原发病

(1)农村钩虫病多见,一条钩虫每日吸血为 0.5 毫升,若肠道内有 100 条钩虫,每日可失血 50 毫升。患病时间愈长,钩虫愈多,贫血愈严重。应去医院化验粪便以确诊。甲苯达唑每次 100 毫克,每日 2 次,连服 3 日;并服用硫酸亚铁 0.3 克,每日 3 次;维生素 C 100 毫克,每日 2 次,直至贫血纠正。

(2)彻底治疗慢性小量出血,如胃及十二指肠溃疡、食管或胃底静脉曲张破裂出血、急性或慢性胃炎、胃肠癌症、痔、胃肠道畸形及反复咯血等。

(3)停用或少用引起胃出血的药物,如长期服用阿司匹林也是胃肠道出血的原因之一。

2. 合理安排膳食 多食含铁丰富的新鲜蔬菜和食物,如动物肝、动物血、蛋黄、豆类及菠菜等。

3. 献血员要及时补充铁剂 硫酸亚铁每次 0.3～0.6 克,每日 2～3 次,口服;并服用维生素 C 100 毫克,每日 3 次,直至血红蛋白恢复正常后再献血。

4. 胃切除术后患者要及时补充铁剂 硫酸亚铁每次

0.3～0.6 克,每日 2～3 次,口服;并服用维生素 C 100 毫克,每日 3 次,直至贫血恢复。

5. 提倡合理、科学的饮食结构　纠正偏食、素食及挑食的不良饮食习惯。

三、护理与康复

1. 一般护理

(1)可根据患者贫血程度、发生贫血速度及原发疾病性质,指导患者休息与活动,减少机体对氧的消耗。

(2)贫血严重者,可给予间断吸氧,减少活动,减轻心肺负担。

(3)饮食护理,改变饮食习惯,保持均衡饮食,避免偏食或挑食,多摄入富含铁的食物如肉类、动物肝、鱼类、蛋黄、海带、黑木耳等。

(4)提倡多吃新鲜蔬菜,尤其含丰富维生素 C 的摄入,有利于铁的吸收,以防贫血发生及发展。

(5)在吃含铁食物时,应避免与牛奶、浓茶及咖啡同服,以免影响铁的吸收。

2. 病情观察

(1)护士应密切观察患者自觉症状,如头昏、头痛、疲乏无力、食欲减退、心悸、气促及耳鸣等的发生发展,并做记录。

(2)观察患者饮食与用药的依从关系,服药后食欲增多、减少、有无恶心、呕、粪便量及颜色改变。

(3)观察用药后的疗效及不良反应,如恶心、腹痛、腹泻等。

(4)注意及时检验外周血细胞变化,如红细胞、白细胞、血红蛋白及血小板变化,并检测血清铁及血清铁蛋白含量的变化,有利于指导治疗。

3. 铁剂治疗配合与护理

（1）口服铁剂护理

①观察患者口服铁制剂有无恶心、呕吐、腹痛及黑粪等胃肠道反应。

②检验患者饭后或饭中服用铁制剂，宜从小量开始，逐渐增加剂量。

③服铁制剂时，应避免与抗酸剂（碳酸钙和硫酸镁）及西咪替丁类药等同服，以免影响铁的吸收。

④服用铁制剂可与维生素 C、乳酸或稀盐酸等酸性药物或食物同服，可促进铁的吸收。

⑤患者若口服液体铁制剂时，最好应用吸管，以免牙齿被铁制剂染黑。

⑥口服铁制剂期间，粪便将变成黑色，而非上消化道出血所致。

⑦必须强调患者要按医嘱按剂量按疗程服药，并定期复查相关血液学实验室检查。

（2）注射铁制剂的护理

①应用铁制剂前必须给患者常规进行过敏试验，同时备用抢救药肾上腺素及急救准备。

②观察 1 小时后无过敏反应，如面色潮红、头痛、肌肉痛、关节痛及荨麻疹、血管神经性水肿及过敏性休克等，即可按医嘱给予常规剂量治疗。

③铁制剂肌内注射时，必须采用深部肌内注射，且还要经常更换注射部位，以免形成硬结。铁制剂不易吸收，影响治疗效果，多采用两侧臀部肌内交替注射。

④抽取铁制剂药液后，要更换注射针头，要采用"Z"字

形注射法或留空气注射法注射，以防药液溢出皮肤外。

⑤注射铁剂后，要严密观察注射局部有无肿、痛、硬结形成、皮肤发黑和过敏反应等。

4. 心理护理

（1）要向患者解释缺铁性贫血的病因，只有针对病因治疗才能彻底治愈贫血。

（2）治疗贫血除了缺铁补铁外，更要积极治疗原发病。

（3）本病预后因病而异，单纯铁缺乏治愈后预后良好。

（4）恶性肿瘤（如胃癌）及其他恶性疾病所致缺铁性贫血，预后较差。

四、用药监护

铁是构成血红蛋白、继红蛋白和细胞色素的重要原料，常用口服铁制剂有硫酸亚铁、葡萄糖酸亚铁、琥珀酸亚铁、富马酸亚铁、枸橼酸铁铵、多糖铁复合物。注射铁制剂有右旋糖酐铁、山梨醇铁。

1. 禁忌证　血色病、铁沉着病、肝肾功能障碍者及对铁过敏者。

2. 应用风险　过敏体质、乙醇中毒、肝炎、急性感染、肠道炎症、胰腺炎、胃及十二指肠溃疡患者慎用。

3. 药物不良反应监护

（1）口服铁剂可引起恶心、呕吐、腹痛、腹泻等，也可引起黑粪、便秘等。

（2）注射用铁剂的不良反应

①注射部位疼痛、肿胀、皮肤潮红、发热、荨麻疹等过敏反应。

②严重者可引起心悸、血压下降、关节痛、淋巴结增大，偶见注射部位感染。

③大剂量注射可引起铁中毒，表现为急性循环衰竭、休克、胃黏膜坏死。

五、健康教育

1. 强调积极寻找本病病因并进行有效治疗的重要性和必要性，包括胃肠溃疡、肠道寄生虫感染、痔、月经过多、恶性贫血等。

2. 要建立良好的饮食习惯，增加食物中铁的摄入和吸收，均衡饮食，荤素结合。

3. 患者要遵医嘱按药名、剂量、用法、定时服药，并定期复查血常规及血清铁。

4. 患者要保持心情舒畅，避免剧烈运动、劳累，多吃含铁量高的食物，多吃含维生素 C 的水果、蔬菜或服用维生素 C 片剂，有利于铁吸收。

5. 忌食浓茶、咖啡、牛奶、豆腐等，因会影响铁吸收。

6. 口服铁剂时，未经医师允许不可擅自加量或停用任何药物。

第二节　巨幼细胞性贫血

巨幼细胞性贫血是由于叶酸或维生素 B_{12} 缺乏或由于其他原因引起骨髓造血细胞内脱氧核糖核酸（DNA）合成障碍所致的贫血。其特点是骨髓造血细胞呈现典型的"巨幼变"，骨髓红细胞、粒细胞及巨核细胞与上皮细胞的胞核和胞质发育成熟不同步,胞核较胞质发育滞后,形成形态和功能异常的细胞,即细胞的"巨幼变"。

一、治疗指南

1. 治疗原则

(1)积极治疗原发病。

(2)用药后继发本病者,应酌情停药。

(3)及时补充维生素 B_{12} 及叶酸。

(4)改变不良生活方式。

2. 治疗方法

(1)病因治疗:找出原发病进行有效治疗。

(2)补充叶酸:适用于叶酸缺乏者,每次 5～10 毫克,每日 3 次,口服,直到贫血纠正;胃肠道吸收不良者,四氢叶酸每次 5～10 毫克,每日 1 次,肌内注射,直到贫血纠正。

(3)维生素 B_{12}:适用于维生素 B_{12} 缺乏者,50～100 微克,每日或隔日肌内注射 1 次。贫血纠正后改为 100 微克,每个月 1 次,肌内注射。在大量应用维生素 B_{12} 治疗时,大量新生红细胞生成,细胞外钾移至细胞内,血清钾降低,故应预防性口服钾盐。

维生素 B_{12} 治疗后,血小板可骤然增加,应注意预防可能发生血栓栓塞。

提示:对叶酸缺乏者,给予维生素 B_{12} 治疗达不到应有的疗效;对单纯维生素 B_{12} 缺乏者,给予大量叶酸治疗可改善血象,但会加剧神经系统损害;抗肿瘤药物所致的巨幼细胞性贫血,给予叶酸治疗不仅无效,还可能促进肿瘤细胞生长,故不宜长期应用。

二、预防策略

1. 保证有充足的蛋白质,吃富含优质蛋白质的食物,如乳类、蛋类、瘦肉类、鱼、虾等。

2. 多摄入富含叶酸和维生素 B_{12} 的食物,富含叶酸的食物有动物内脏类(如肝)、西红柿、莴苣、菠菜、油菜、小白菜、芦笋、豆类、腐乳、豆豉、深绿色蔬菜、酵母等;含维生素 B_{12} 丰富的食物有动物肝、肾、肉类、蛋类、牛奶等。

3. 补充富含维生素 C 的食物,维生素 C 能促进叶酸的吸收,多吃新鲜蔬菜和水果,可以补充维生素 C 和叶酸。

4. 禁忌饮酒,饮酒者多伴有叶酸缺乏。

5. 避免使用铜器炊具,因为用铜器烹调食物可使叶酸破坏加速,易致叶酸缺乏。

6. 早期发现原发疾病,老年人应定期体检,每年至少 1 次,可以早期发现、早期治疗胃溃疡和恶性肿瘤。

7. 积极治疗原发病,老年消化性胃溃疡应正确而积极治疗,可以防止大出血及癌变。

8. 及时控制感染,尤其是肠道感染,如绦虫病。

9. 改变偏食、素食及忌口习惯,多摄入富含叶酸和维生素 B_{12} 食物,因为这两种造血原料人体内都不能合成,必须从动植物食物中摄入。

10. 改变烹调方法,蔬菜类不可久贮、久泡及久煮,以免食物中的叶酸大量破坏。

三、护理与康复

1. 一般护理

(1)轻度贫血者,可以适当活动,不可参与较剧烈运动,以免引起心悸、气短和疲乏无力。

（2）中、重度贫血者，应休息，减少氧的消耗。

（3）严重贫血者应卧床休息，间断吸氧，较少活动，以免引起意外。

（4）改变不良饮食习惯，改变长期偏食、素食及长期酗酒，而影响维生素 B_{12} 的吸收。

（5）主动多吃富含叶酸丰富的绿叶蔬菜及水果、富含维生素 B_{12} 的动物内脏、鱼、肉、禽、蛋及海产品。

（6）采用正确的烹调方式，急火快炒、灼炒、新鲜凉拌或加工成蔬菜、水果沙拉后直接食用，可以减少食物中叶酸的破坏。

（7）对于出现食欲缺乏者，宜少量多餐、细嚼慢咽，可以进食温的清淡稀饭或半流食。

（8）口腔护理，饭前饭后应漱口，口腔黏膜有溃疡者可用维生素 B_2 口含或涂口腔溃疡糊；或用生理盐水漱口，以防口腔感染。

（9）患者出现周围神经炎、四肢远端麻木及乏力者，注意保暖，防止受凉，可以口服或注射维生素 B_{12}。

2. 病情观察

（1）遵医嘱，观察患者用药疗效及用药不良反应。

（2）患者肌内注射维生素 B_{12} 时，可能出现皮疹、荨麻疹等过敏反应，应立即停药，并给予抗过敏治疗。

（3）叶酸与维生素 C 同服，可促进叶酸吸收和利用。

（4）在治疗过程中，应定期观察血常规（红细胞、白细胞、血小板、血红蛋白、网织红细胞。必要时监测血清叶酸及维生素 B_{12} 含量）。

（5）应用叶酸和维生素 B_{12} 治疗的老年患者，应观察有无低血钾表现,如软弱、疲乏、全身肌无力,甚至吞咽困难,严重者可窒息。因此,要多吃含钾丰富食物,必要时遵医嘱补钾。

3. 心理护理

(1)护士和家属应多了解和关心患者,主动接近患者,通过语言交流给予精神安慰,使患者放下心理负担,安心接受治疗。

(2)在治疗、抽血化验前,应向患者说明其意义和目的,让患者配合检查。

(3)护士要以同情、关心的态度和娴熟的操作给患者以安全感,增强治愈信心和勇气。

四、用药监护

叶酸是细胞生长和分裂所必需的物质,在体内还原为四氢叶酸,并与维生素 B_{12} 共同促进红细胞生长和成熟。

1. 适应证　各种巨幼细胞性贫血、营养不良性巨幼细胞性贫血、妊娠期巨幼细胞性贫血。

2. 不良反应监护　本病罕见有过敏反应,静脉注射较易致不良反应。营养性巨幼细胞性贫血合并缺铁者,应同时补铁及蛋白质、B 族维生素治疗;如同时有维生素 B_{12} 缺乏时,必须同时应用维生素 B_{12},否则会加重神经系统损伤。

五、健康教育

1. 医护人员应向患者介绍本病病因、临床表现及治疗方法,以提高患者治愈信心。

2. 指导患者改变饮食结构和习惯,多吃富含叶酸和维生素 B_{12} 的食物,因为叶酸和维生素 B_{12} 在体内均不能合成,必须由体外摄入。

3. 纠正患者贫血、挑食及长期养成的不良习惯,避免过度烹饪食物,以免叶酸和维生素 B_{12} 被破坏。

4. 本病只要坚持治疗,预后良好,消除其紧张、焦虑情绪,积极配合治疗和护理,遵医嘱服药至痊愈。

第三节　老年再生障碍性贫血

老年再生障碍性贫血是指发生年龄在 60 岁以上老年人的由多种原因引起的骨髓造血功能衰竭的一种综合征。我国老年再生障碍性贫血发病率有增高趋势。

老年再生障碍性贫血按病因可分为两种,即病因不清楚者称为原发性老年再生障碍性贫血,可查明病因者称为继发性老年再生障碍性贫血。已知的病因如下。

1. 药物及化学因素　以氯霉素为最常见,约占 45%。其次为其他抗生素、化学药物、抗风湿及抗癫痫药物。

2. 物理因素　各种电离辐射,如 X 线、放射性核素、核武器爆炸的核辐射等均可引起老年再生障碍性贫血。

3. 感染因素　各种急、慢性感染,如伤寒、病毒性肝炎、传染性单核细胞增多症、血吸虫病、重症钩虫病等,均可引发老年再生障碍性贫血。

4. 其他因素　如慢性肾炎、某些恶性肿瘤等,亦可引发老年再生障碍性贫血。

一、治疗指南

1. 治疗原则

(1)详细调查可能的致病因素,立即排除病因。

（2）停用一切可疑药物。

（3）远离有害环境，如电离辐射场所，杀虫药、农药环境等。

（4）纠正贫血。

2. 治疗方法

（1）纠正贫血：老年患者由于心血管代偿功能较差，以输成分血为好，以免发生心力衰竭。输注浓缩红细胞纠正贫血，输注血小板悬液控制出血，白细胞明显减少时输注白细胞。

①老年再生障碍性贫血输血指征

• 血红蛋白低于 50 克/升时。

• 血红蛋白不低于 50 克/升，但贫血呈进行性加重，患者不能耐受时。

• 中性粒细胞减少，合并严重感染时。

• 血小板减少，并有严重出血时。

• 免疫功能不全时。

老年再生障碍性贫血患者每次输血量不宜过多，输血速度不宜过快，以免加重心力衰竭引发肺水肿。

②老年再生障碍性贫血输血反应和并发症

• 发热反应是最常见的输血反应之一。

• 输血后出现荨麻疹、血管神经性水肿为常见的输血反应。

• 因血型不合引起的溶血反应，预后严重，应给予充分重视。

• 由于输入血量过多、输入速度过快所致的急性肺水肿。

- 输血传染疾病,如肝炎、梅毒、疟疾、艾滋病等。
- 输入细菌污染血引起的严重反应。
- 过量输血可引起枸橼酸盐中毒,出血倾向,高钾血症。
- 输血时未排空输血管道内空气时,可导致空气栓塞。
- 长期输血者可出现含铁血黄素沉着症和继发性血色病。

(2)防治感染

①保持口腔清洁:饭后、睡前用软毛牙刷刷牙。

②保护皮肤:避免各种外伤,以防出血和感染。

③隔离:白细胞严重减少者,应给予保护性隔离。

④抗生素治疗:有感染征象时及时给予广谱抗生素治疗。

(3)急性再生障碍性贫血治疗:目前,抗胸腺细胞球蛋白(ATG)或抗淋巴细胞球蛋白(ALG)、环孢素及大剂量糖皮质激素三联治疗已成为老年急性再生障碍性贫血金标准疗法。因为造血干细胞移植不适合老年急性再生障碍性贫血。

①ATG(马或猪):每日 10 毫克/千克体重,加入生理盐水 250～500 毫升中,静脉滴注,12～18 小时滴完,连用 5 日。用药前给予解热药和脱敏药物。

主要不良反应:发热、皮疹、白细胞减少、淋巴细胞减少、血小板减少、水钠潴留,血压升高等,晚期可发生血清病。

②环孢素(CSA):每日 10 毫克/千克体重,分 2 次口服,10～12 日为 1 个疗程,口服时间不少于 3～6 个月。

主要不良反应:食欲缺乏、恶心、呕吐、牙龈增生伴出血、疼痛、肾功能损害等。

③大剂量甲泼尼龙短程冲击疗法：每日 20～30 毫克/千克体重，静脉滴注，连用 3 日。

主要不良反应：感染、库欣综合征、高血压、高血糖、胃肠道出血、骨或关节缺血性坏死、精神异常等。

急性再生障碍性贫血治疗有效率为 60%～75%。

（4）慢性再生障碍性贫血治疗

①雄激素治疗：丙酸睾酮每次 50～100 毫克，肌内注射，每日或隔日 1 次。司坦唑醇（康力龙）每次 2～4 毫克，口服，每日 3 次。十一酸睾酮每次 40～80 毫克，口服，每日 3 次。达那唑每次 200～400 毫克，口服，每日 2 次。

主要不良反应：体重增加、水肿，女性男性化，性欲亢进，多毛，声音嘶哑，肝功能损害等。

②糖皮质激素治疗：甲泼尼龙每日 20～30 毫克，顿服或分次口服；或用泼尼松每日 1 毫克/千克体重，分 3 次口服，4 周后逐渐减量，再以小剂量维持治疗 6～8 个月。

③免疫抑制治疗：环孢素每日 5 毫克/千克体重，分 2 次口服，整个疗程不少于 6 个月。

老年再生障碍性贫血临床表现不典型，早期易误诊。老年再生障碍性贫血常与其他疾病并存，早期易误治。老年慢性再生障碍性贫血治疗原则是联合用药，长疗程治疗，不易复发。

二、护理与康复

1. 一般护理

（1）尽快清除病因或诱因。

（2）轻至中度贫血患者宜注意休息，不宜过度疲劳，保证充足睡眠,防止外伤。

(3)重症贫血患者,合并感染、发热、严重出血者,要绝对卧床休息,给予吸氧。

(4)给予营养丰富、易消化和吸收、适量纤维素、少渣无骨的饮食。

(5)血小板减少易出血者,应进软食或半流食,避免过硬、粗糙、有刺激性的食物。

(6)保持大便通畅,排便时不可过于用力,防止脑出血,可以用开塞露等协助排便。

(7)有感染时,应少量多餐,保证充分水分和热能供给。

(8)指导患者注意饮食卫生,不吃生冷食物,水果削皮后食用,以防胃肠道感染。

(9)保持皮肤黏膜清洁,定时用生理盐水漱口,饭后用软毛牙刷刷牙,皮肤保持清洁、干燥,出汗时用毛巾轻轻擦干,以防损伤出血。

(10)贫血严重患者,多给予吸氧,以改善组织缺氧表现。根据贫血程度,遵医嘱输全血或浓缩红细胞,注意控制输血速度,速度宜慢,输入量每小时应少于1毫升/千克体重,以防诱发心力衰竭、肺水肿。

2. 病情观察

(1)观察患者出血表现,如鼻出血、牙龈出血、皮肤出血情况。

(2)观察感染表现,如口腔炎症、咳嗽、咳痰、发热、脉搏。

(3)观察腹痛、腹泻、尿路刺激征、肛门周围疼痛等。

(4)观察颅内出血表现,如头晕、头痛、血压、神志、瞳孔、体位变化等。

（5）记录 24 小时出入量,血常规,肝、肾功能变化及水电解质和酸碱平衡等变化。

3. 感染的预防与护理

（1）定期消毒病室、周围环境、用具,定期更换床上用品。

（2）限制探视人数及次数,避免出入人群聚集和空气不流通的公共场所。

（3）饭前、饭后、睡前、醒后均要遵医嘱进行有针对性的漱口液交替漱口。

（4）保持皮肤干燥清洁,女性患者宜定时进行会阴部清洗。

（5）对患者的各种操作,必须严格执行无菌原则,尽量减少各种治疗与护理管道的放置。

（6）保持大便通畅,避免发生肛裂、出血,以防感染。

（7）保持小便通畅,避免尿潴留,以防尿路感染、发热。

（8）病情严重时,应遵医嘱进行保护性隔离,以防止感染。

（9）重症患者宜预防性给予有效抗生素治疗,以预防感染。

4. 发热护理

（1）积极发现感染部位或病灶、体征及表现以准确进行治疗。

（2）协助医师进行标本采集及送检工作,力争尽快获得检验结果,指导治疗。

（3）鼓励患者多饮水,或适当补充液体量,严重贫血者要严格控制补液速度及补液量。

（4）高热缓和以冷敷为主,严禁温水或乙醇擦浴,以防损伤皮肤加重感染或出血。

（5）高热不退者，应遵医嘱给予退热药，并定时监测体温、脉搏及血压变化，防止出汗虚脱发生。

（6）患者退热后应做好皮肤护理，并更换被褥和衣服。

5. 出血预防

（1）尽量避免肢体碰撞、外伤、用力搔抓皮肤及热水擦浴等。

（2）避免用牙签剔牙或用过硬牙刷刷牙，以防损伤牙龈出血感染。口腔黏膜溃疡或损伤要及时治疗。

（3）避免抠鼻、用力擤鼻等，以免引起鼻出血不止。

（4）治疗时，尽量减少穿刺或注射次数，并应经常更换注射部位。

（5）静脉注射前要避免用力拍打患者的肢体，或用压脉带时间过长，拔出针头后局部要长时间捏压，以免引起皮肤出血。

（6）颅内出血护理

①立即去枕平卧，头偏向一侧。

②立即吸出患者呕吐物和口腔分泌物，保持呼吸道通畅。

③立即吸氧。

④立即建立两条静脉通路，按医嘱快速静脉滴注或静脉注射 20%甘露醇、50%葡萄糖注射液、地塞米松、呋塞米等，以降低颅内压。

⑤立即输注新鲜全血或血小板。

⑥立即留置导尿管。

⑦观察并记录患者生命体征、意识状态及瞳孔、尿量

变化。

6. 特殊药物的应用与护理

(1)抗淋巴/胸腺细胞球蛋白(ALG/ATG):用药前需做过敏试验;慢滴,每日剂量应维持 12～16 小时滴完,多与皮质激素合用,注意观察有无过敏反应。并做好相应抢救配合。

(2)环孢素:观察有无肝肾功能损害、牙龈增生、恶心、呕吐、腹痛、腹泻等。

(3)雄激素类药物:注意观察有无女性男性化、肝功能损害。

(4)输血及成分输血护理:严格执行查对原则和输注要求,并注意有无溶血反应或过敏反应。

7. 心理护理

(1)老年再生障碍性贫血患者,预后较差,患者常出现焦虑、悲观、失望等消极情绪。

(2)护士应关心体贴患者,做好护患沟通,建立良好的护患关系,掌握患者对本病的认知程度,细心观察患者情绪反应,给予有针对性的心理疏导和支持。

(3)帮助患者认识消极心态对身体的不良影响,并影响治疗效果。

(4)向患者及家属讲明本病的相关知识、用药情况、不良反应及防治措施等。

三、健康教育

1. 向患者及家属介绍本病的病因、表现及防治措施。

2. 告知家属远离致病病因及诱因,远离有害物质与化学因素,不滥用抗生素及解热镇痛药物。

3. 指导患者按医嘱坚持用药,了解不良反应及预防措施。

4. 自我护理,以乐观积极心态对待本病,保持心情舒畅,鼓励适当参加户外活动,劳逸结合。

5. 教会患者及家属避免外伤,防治出血的简单方法。

6. 注意个人卫生和饮食卫生,注意保暖,避免肠道感染和呼吸道感染。

7. 尽量少去公共场所,防止交叉感染。

8. 定期体检,定期复查血象、骨髓象,提高自我保护意识。

第四节　肾病性贫血

肾疾病所致的贫血,称为肾病性贫血。任何泌尿系统疾病及全身疾病能引起肾正常结构和功能破坏的病变均可引起肾病性贫血,如原发性和继发性肾小球病、梗阻性肾病、慢性间质性肾病、肾血管疾病、先天性和遗传性肾病、糖尿病、高血压、系统性红斑狼疮等。

肾功能低下时,贫血几乎成为必有的表现。

一、治疗指南

1. 治疗原则

(1)查出致病病因,尽早去除。

(2)治疗肾病,防止恶化。

(3)应用重组人红细胞生成素(EPO)。

（4）补充铁剂。

2. 治疗方法

（1）EPO：可用于已做透析或未做透析患者。

①EPO 作用：肾产生 90%，EPO 对红细胞造血可归纳为三大主要作用。

- 刺激前期红细胞系统定向干细胞的增殖。
- 刺激红细胞系统定向干细胞向原始红细胞分化。
- 刺激骨髓幼稚红细胞增殖。

②EPO 的不良反应：医师、护士和患者应该知道使用重组人促红细胞生成素的不良反应，因为关系到患者的安危，关系到治疗中的应急处理。

- 约有 30% 的患者用药后舒张压上升 10 毫米汞柱。原有高血压者用药前需用降压药或增加降压药的剂量。
- 注射部位的血管发生血栓形成者约占 13%。
- 有 8% 的患者注射后出现头痛、鼻塞、流泪、喉部发痒，全身骨骼疼痛及寒战。
- 有 4.3% 的患者出现癫痫样发作。
- 有 2.2% 的患者出现面部水肿。

③应用 EPO 前注意事项

- 应补充铁剂，血清铁蛋白＞100 纳克/升，血清铁饱和度＞20%。
- 非透析患者红细胞压积＜30%；透析患者红细胞压积＜33%。
- 高血压患者，必须有效控制高血压。

④EPO 用法：每次 40 单位/千克体重，每周 3 次，血透

患者可静脉注射,未血透者皮下注射。治疗 4 周后,红细胞压积上升幅度小于 0.03,或血红蛋白上升小于 10 克/升时,需要增加 EPO 的剂量,每次增加 20 单位/千克体重,但最大剂量一般每周不超过 150 单位/千克体重。

⑤EPO 治疗的目标

• 将红细胞压积控制在 33%~36%。

• 或血红蛋白上升到 100~120 克/升。

通常每 2 周检查一次红细胞压积、血红蛋白含量,如红细胞压积上升超过 0.4,或血红蛋白上升超过 15 克/升时,EPO 的用量应减少,每次减量 20 单位/千克体重,以免因红细胞压积上升太大而引起或增加高血压、癫痫发作的危险性。

应用 EPO 达到治疗目的后,也应给予维持量治疗,以防贫血复发。

任何患者当其 EPO 剂量大于每周 200 单位/千克体重,而血红蛋白上升幅度小于 10 克/升时,称为"EPO 抵抗",EPO 抵抗患者为 5%~10%。

引起 EPO 抵抗的原因有铁的绝对或相对缺乏,失血、感染、炎症及恶性肿瘤、甲状旁腺功能亢进、铝中毒、维生素 B_{12} 或叶酸缺乏、骨髓造血障碍及血红蛋白病等。再给予对症治疗后方会出现疗效。

(2)铁剂的应用

①静脉注射铁剂适应证

• 出现重组人促红细胞生成素抵抗。

• 血清铁蛋白<10 纳克/升。

• 或转铁蛋白饱和度<20%。

- 需要使血红蛋白迅速上升者。
- 因出血丧失铁的速度超过铁被吸收的速度。

②静脉注射铁剂的不良反应

- 可诱发过敏反应、过敏性休克、呼吸困难或呼吸停止，甚至死亡。
- 静脉注射有 5% 的患者出现全身反应，如头痛、头晕、发热、面部潮红、荨麻疹、肌肉酸痛、低血压、恶心、呕吐等。

③用法：右旋糖酐铁 25～100 毫克＋5% 葡萄糖注射液 100 毫升或生理盐水 100 毫升，缓慢静脉滴注，每周 1 次，连用 10～14 次。治疗结束 2 周后，检测血清铁蛋白或血清转铁蛋白饱和度，维持前者＞100 微克/升和后者＞20%。

葡萄糖亚铁引起速发性过敏反应比右旋糖酐铁少，故在安全上有一定优势。血透患者用本品时，先将 1000 毫克的总量分为 8 次，每次 125 毫克＋生理盐水 200 毫升稀释后静脉给药，必须在 2 小时以上滴入。

蔗糖铁静脉滴入安全有效。每次透析时给予 20～40 毫克或每周 1 次，100～200 毫克，用生理盐水稀释后静脉滴注。

（3）口服补铁

①优点：方便、经济、安全（较注射铁不容易铁中毒及过敏）。

②常用的口服铁剂：硫酸亚铁 0.2 克或 0.3 克，每日 3 次，于进食时或饭后服用，可以减少对胃肠道的刺激。

多糖铁复合物胶囊（力蜚能），150～300 毫克，每日 1 次。本药吸收好，对胃肠道刺激小。但价格高于硫酸亚铁。

服铁剂的人群中,约有 10％患者服铁剂后感到胃部不适、腹痛、腹泻,甚至恶心、呕吐。遇到这种情况,可暂停服药 2～3 天,待上述症状消退后,再重新开始治疗,并先将每次减为 0.1 克或 0.2 克,或改为每日剂量分数次给予,或与食物混合后给予,或睡前服药。如无不良反应,再逐渐将剂量增至 0.2 克或 0.3 克,每日 3 次。

二、预防策略

1. 对没有患肾病者的预防　要积极采取以下措施预防肾病的发生。

(1)要清淡饮食,减少盐的摄入,可减轻肾负担。

(2)要平衡膳食,不要暴饮暴食,因为吃进大量的动植物脂肪、蛋白质,最后的代谢产物——尿酸和尿素氮都要由肾排出体外,暴饮暴食将增加肾负担。

(3)要多饮水,不要憋尿。尿在膀胱里停留时间太久易使细菌大量繁殖,细菌有可能经输尿管感染肾,每天多饮水,随时排尿,不仅可防止感染,还可预防泌尿道结石的发生。

(4)要积极防治扁桃体炎,不要留下病患。当喉部或扁桃体发炎时,要在医师指导下应用有效抗生素彻底治愈,因为转变为慢性感染易诱发或加重慢性肾炎。

(5)要适量饮酒,不要酗酒,减少肾伤害。

(6)要戒烟。因为少吸烟而不戒烟,对肾损害是一样的。

(7)要限制体重,不要肥胖。坚持每天体力活动和体育锻炼避免感冒,有利于肾健康。

(8)要避免滥用药物,长期、过量服用含有马兜铃酸的药物均可导致肾损害,引起肾衰竭。

(9)育龄妇女孕前要做肾病及肾功能检查,不要盲目怀孕,因为有时自己都不知道身患何种程度的肾病,而怀孕后有可能使肾病很快恶化而引起肾衰竭。

(10)每年至少两次检查尿常规和肾功能,不要忘记肾 B超检查,从而对肾脏疾病可以早期发现,早期治疗。

2. 对高危人群的预防　如对患有可能引起肾疾病(如糖尿病、高血压病、系统性红斑狼疮等)的人,要进行及时有效治疗,防止慢性肾病的发生。除上述措施外,还要加强以下预防措施。

(1)积极控制危险因素,如高血压、糖尿病、高尿酸、肥胖、高血脂,要在专科医师指导下坚持药物治疗,不要有病乱投医,以免加重病情,延误正确治疗。

(2)合理膳食,不要忘记坚持"四低"饮食:低盐、低糖、低嘌呤、低脂肪等饮食。

(3)密切观察自身的"四血"指标,即血压、血糖、血脂、血尿酸,要将其控制在正常范围以内。

(4)每年至少两次监测尿常规、尿微量白蛋白及肾功能检查,可以早期发现肾损害,早期治疗。

3. 对已有早期肾病患者的预防　要给予及时有效的治疗,重在延缓或逆转慢性肾病进展,以期最大可能保护受损肾,不发生肾性贫血。除上述措施外,还要加强以下预防措施。

(1)要积极治疗原发性肾疾病,控制蛋白尿水平:尿蛋白越多,对肾的损害越大。应维持尿蛋白每日排泄量少于0.5克,或维持尿蛋白/尿肌酐<30毫克/克。

（2）要低蛋白饮食，低蛋白饮食具有保护肾功能，减少蛋白尿等作用，每日每千克体重可摄入 0.6～0.8 克蛋白质。对肾功能受损严重者，每日进食蛋白质的限制更为严格，但同时必须防止营养不良。

（3）要避免慢性肾病急性加重的危险因素，如低血压、脱水及休克；组织损伤或大出血；严重感染和严重营养不良等。

（4）要及时纠正慢性肾病加重的可逆因素，如禁止应用肾毒性药物或其他有害因素致肾损害；严格控制严重高血压，纠正泌尿道梗阻；治疗肾疾病、心力衰竭、肝衰竭、肺衰竭等。

（5）积极治疗肾功能损害导致的并发症，如纠正水电解质紊乱及酸中毒，可延缓肾性贫血的发生。

（6）坚持治疗，患有慢性肾病的患者经治疗后症状缓解，自身感觉良好者，不要自行停药，不要忽视维持治疗。事实上此时病情仍在慢性迁延，缓慢进展。

（7）坚持定期随访定期复查，人的自觉症状常常要比尿液及血液指标的异常晚数月至数年。因此，每一位肾病患者不管病情如何，都应定期复查，长期随访，以防不测。

三、护理与康复

1. 绝大多数接受 EPO 治疗的肾性贫血者，极易发生铁缺乏。对任何接受 EPO 治疗而无铁负荷过重的患者，均应每日补充至少 150～200 毫克元素铁，如口服铁仍有绝对或相对铁缺乏时，应给予静脉补铁。

2. 透析患者可能存在叶酸、维生素 B_{12} 或氨基酸缺乏，如呈大细胞性贫血，应当补充叶酸，但不应成为常规补充。

3. 应用 EPO 治疗前已出现高血压者或用 EPO 治疗后

出现高血压患者,均应给予降血压治疗,可以大大降低高血压脑病的发生。

4.在应用 EPO 治疗期间要积极防治感染和各种慢性炎症,才能提高 EPO 的疗效。

5.应用 EPO 治疗后,可能会增加透析患者瘘管堵塞或透析器凝血的概率,故对高危患者在接受 EPO 治疗时应加用阿司匹林等预防措施。

6.要充分透析,透析不充分时会存在酸中毒、水电解质紊乱、食欲不佳、营养不良等,均影响 EPO 的疗效。

7.铁离子是各种微生物生长和繁殖的必需物质,补铁过量易引发感染。

第五节　白　血　病

白血病是一种常见的造血系统恶性疾病。其特点是白细胞及其前身幼稚细胞在骨髓或造血组织中弥散性异常增生,进而浸润人体主要器官而产生多种表现。按病程缓急可分急性和慢性白血病。急性白血病多见于儿童和青少年,发病急,进展快,病程短,若不及时治疗,多在数月至半年内死亡。慢性白血病多见于中老年人,发病缓,进展慢,病程多在 3～4 年。

一、治疗指南

1.治疗原则

(1)急性白血病以化疗为主。

(2)辅以各种支持疗法。

（3）放疗仅用于中枢神经系统白血病和造血干细胞移植。

（4）一旦诊断确立，应尽快完成化疗前各种准备工作。

2. 治疗方法 急性白血病的治疗以化疗为主，辅以各种支持治疗，如输入血液制品、抗生素、集落刺激因子等。放疗仅用于中枢神经系统白血病和造血干细胞移植。诱导分化、促进凋亡和生物治疗。急性白血病化疗一般分为诱导缓解化疗和缓解后化疗。

（1）诱导缓解化疗：基本原则是联合、足量及间歇用药。

（2）缓解后化疗：急性白血病在获得完全缓解后如不再进行化疗，可在数月内复发。所以完全缓解后必须立即开始巩固强化治疗，以进一步减少白血病细胞的负荷，防止白血病复发，延长缓解和生存时间，争取治愈白血病。

二、预防策略

1. 避免家庭装修造成污染 老年人白血病增多的"元凶"不能排除家庭装修造成的污染。因为装修中常用的黏合剂、涂料、地板砖、夹板等材料会释放出甲醛、铅、苯等有毒物质，对人体血液系统造成损害，抵抗力较弱的人就容易引发白血病。有关部门曾对装修的住宅进行过测定，结果污染浓度高于室外 10～15 倍，"装修热"所造成的环境污染是导致城市白血病患者增多的原因。

因此建议，装修住宅最好选用符合环保要求对人体无害的材料，入住前最好开窗通风一周以上，请室内环境监测部门进行监测，合格后再入住。一旦出现不明原因的出血、低热、关节痛、头晕等症状就要到医院进行检查。

2. 严禁滥用药物　使用氯霉素、细胞毒类抗癌药、免疫抑制药等药物时要小心谨慎，必须有医师指导，切勿长期使用或滥用。

3. 尽量少用或不用染发剂　美国研究人员发现使用染发剂（尤其是大量使用）的女性，患白血病的危险是普通人的 3.8 倍。经常接触染发剂的理发师、美容师、整容师也有潜在危害。

4. 注意饮食卫生　含有化肥、农药的蔬菜、水果等食物，食用后经消化道吸收进入血液，导致破坏骨髓的正常造血功能而发生急性白血病。因此，蔬菜、水果食用前必须清洗干净，把化肥农药的残留量降至最低水平。

5. 远离辐射　科学家调查发现，开灯睡觉的儿童或者自然睡眠模式受人造光线干扰的人，患癌症的可能性比平常人要大。儿童白血病发病率增多与夜晚暴露在灯光下有关。因此，上床睡觉就应该把灯关掉。人们还应该远离高压线、变电站及正在使用的微波炉等。

6. 坚持多运动　不管是儿童还是中老年人，一生中都应该坚持体力活动，如散步、慢跑、骑自行车、游泳、跳舞、打太极拳、瑜伽等，可增强免疫力，增强抗癌能力。

7. 其他　远离病毒感染。

第8章　女性生殖系统疾病

第一节　老年性阴道炎

老年性阴道炎是老年妇女常见病,发病率为 26.3%～31%。约有97.2%的老年性阴道炎患者阴道分泌物培养有细菌生长,其中单纯需氧菌占 30.6%,单纯厌氧菌占 8.3%,二者兼有者占58.3%。常见需氧菌为金黄色葡萄球菌和白色葡萄球菌,常见厌氧菌为类杆菌和消化球菌。

一、治疗指南

1. 治疗原则

(1)加强营养,讲究会阴部清洁卫生。

(2)增强阴道抵抗力。

(3)抑制细菌生长。

(4)有细菌感染者,给予抗生素治疗。

2. 治疗方法

(1)用 10%乳酸或者醋酸或其他外阴洗剂洗澡后坐浴,以提高阴道酸度,保持阴道干燥,避免用肥皂擦洗和热水烫洗,勿搔抓。

(2)外阴可涂 0.05%乙烯雌醇冷敷。

二、预防策略

1. 穿着透气舒适棉质内衣。
2. 注意外阴部清洁。
3. 定期做妇科检查。
4. 及时治疗泌尿系感染。
5. 外阴不适时要及时去医院检查，不要自行盲目用药。
6. 平时注意补充应用营养，如高蛋白饮食，富含维生素类食物。

三、健康教育

1. 告知患者本病是老年妇女常见病之一，绝大多数老年性阴道炎患者其分泌物培养有细菌生长。
2. 告知患者应当养成良好的卫生习惯，保持会阴部清洁、干燥，勤更换内裤。
3. 定期用酸性溶液清洗外阴或 1:5000 高锰酸剂溶液坐浴，以提高阴道酸性环境，防止细菌感染。
4. 避免用肥皂等碱性洗液清洗外阴，以免降低阴道酸度导致细菌侵入。
5. 避免用盐水洗烫外阴，瘙痒时避免搔抓。
6. 适当活动，增强体质，提高机体抗病能力。

第二节　子宫脱垂

正常子宫位于盆腔里，子宫颈外口在坐骨棘水平以上。如果子宫沿着阴道下降，子宫颈外口低于坐骨棘水平，甚至连子宫体也一起脱出阴道口外，称为子宫脱垂。子宫脱垂为老年妇女常见病。子宫脱垂常伴发阴道前、后壁膨出。

一、治疗指南

1. 治疗原则

(1)加强营养,增强体质及肌肉张力。

(2)积极治疗慢性咳嗽及便秘等疾病。

(3)预防组织过早衰老。

(4)非手术治疗适用于Ⅰ度子宫脱垂者。

2. 治疗方法

(1)缩肛运动:锻炼盆底肌肉,每次收缩肛门持续 10～15 分钟,每日 2～3 次。

(2)子宫托:适用于轻中度患者,缺点是易造成阴道感染、损伤。

(3)手术:适用于重度患者,方法有子宫切除术、子宫韧带悬吊术、阴道前后壁修补术、阴道纵(横)隔成形术。

二、预防策略

1. 劳逸结合,保持心情舒畅,避免紧张、焦虑、恐吓。

2. 避免重体力劳动。

3. 加强身体锻炼,坚持提肛、缩肛运动。

4. 积极治疗咳嗽、便秘等增加腹压的疾病。

5. 定期做妇科检查,早期发现,早期治疗。

6. 补充营养,如富含高蛋白、维生素等食物。

三、健康教育

1. 指导患者建立正常的排便习惯,每日 1～2 次排便,防止便秘。因为便秘会加大腹压,可促进或加重子宫支持组织张力,发生或加重老年妇女的子宫脱垂。

2. 积极防治呼吸系统疾病,如长期咳嗽易诱发子宫脱垂。

3. 积极治疗贫血,贫血会致体力衰弱,中气不足,肌肉松弛及盆腔内筋膜萎缩,易发生子宫脱垂。

4. 加强营养,营养缺乏肌张力下降,盆腔底部支撑组织薄弱而发生子宫脱垂。

5. 嘱患者根据不同年龄,可进行适当的运动如散步、做家务、打太极拳等,可增强体质,防止子宫脱垂。

第三节 子宫颈癌

子宫颈癌是妇科最常见的恶性肿瘤,占女性生殖系统肿瘤的半数以上,其中绝大多数(95%)是鳞状细胞癌;少数(4%左右)为子宫颈腺癌。近年来,子宫颈癌的发病年龄有年轻化趋势,十几岁、二十几岁患子宫颈癌的患者逐渐增多。

一、治疗指南

1. 治疗原则

(1)依据病情程度决定治疗方案。

(2)依据患者一般状况不同选择不同的治疗方案。

(3)手术治疗。

(4)放疗和化疗。

2. 治疗方法

(1)手术治疗:是指广泛性子宫切除术和盆腔淋巴结

清除术。

①适应证:适用于Ⅰb期至Ⅱa期患者。全子宫切除;次广泛全子宫切除;根治性全子宫切除加盆腔淋巴结清除术。

②禁忌证:过度肥胖者,易损伤血管和邻近器官;年老体弱者,手术病死率较高;原有严重心、肺疾病及糖尿病者,麻醉和手术易出现意外,可威胁生命。

(2)放疗

适应证:子宫颈癌各期均可单纯应用放疗;早期子宫颈癌手术前放疗;早期子宫颈癌手术后放疗;不适合于手术治疗老年早期、有严重并发症的子宫颈癌患者。

(3)化疗

适应证:

①区域化疗适用于晚期子宫颈癌;复发子宫颈癌;对部分 Tb_2 期子宫颈癌术前和放疗前辅助化疗。

②全身化疗适用于晚期子宫颈癌患者;有远处转移的患者;细胞分化差、预后不良、对放疗不敏感者。

③局部晚期的新辅助化疗。

④化疗、放疗同步治疗晚期患者。

⑤复发、未控制及转移性化疗。

二、预防策略

1. 要积极防治"高危丈夫"的疾病

(1)丈夫有包茎或包皮过长不仅易患阴茎癌,且可导致妻子子宫颈癌发病概率增高。此外,患有包茎或包皮过长的丈夫,其包皮垢可能携带致癌病毒和化学致癌物质,这些致癌物质通过性交引发子宫颈鳞状细胞癌。

（2）丈夫患有淋病要早诊断、早治疗，及时、足量、规律用药，夫妻同时治疗。急性期及时正确治疗可完全治愈，并可预防子宫颈癌的发生。

（3）丈夫患有尖锐湿疣要及时治疗，以局部去除外生性疣为主，辅以抗病毒、抗增生和免疫调节的综合治疗，以减少复发。

（4）丈夫患有生殖器疱疹要以局部用药为主，加强全身免疫功能，定期复查，争取治愈。

2. 加强性生活卫生教育　有研究资料表明，高收入、高学历的职业女性罹患子宫颈癌的机会明显低于非职业女性，而非洲女性子宫颈癌的发病率又明显高于欧美各国的女性。在我国资源贫困的农村、边远地区的女性子宫颈癌发病率明显高于城市。这是由于其贫困、落后、愚昧、无知而导致性行为过早过密、性对象过多，且生育子女也过早过多；性器官、性行为卫生也差。因此，只有加强性卫生教育，才能预防子宫颈癌。

（1）保持夫妻双方生殖器官的清洁卫生，男方有包茎或包皮过长，应注意局部清洗，最好做包皮环切术。这样不仅可降低妻子患子宫颈癌的可能性，也能预防自身罹患阴茎癌。

（2）改变经期、产褥期不良的卫生习惯，养成经期、产褥期洗澡、洗外阴、应用清洁的卫生巾等科学卫生习惯。

（3）无论在家、在外，也无论在日常生活中，还是在工作中，都要养成便前便后洗手，以防环境中的人乳头状瘤病毒带入生殖道内。

（4）禁止使用低劣的、有色的、不符合卫生标准的餐巾纸、面巾纸和卫生纸擦拭会阴，以免被人乳头状瘤病毒污染。

（5）在有条件的情况下，于性交前双方进行沐浴或清洗外阴。通常，丈夫的外生殖器和双手的清洗常常被忽视，然而人乳头状瘤病毒（致子宫颈癌病毒），又常常通过丈夫的阴茎和双手进入阴道而感染女性，埋下罹患子宫颈癌的隐患。因此，性交前、性交后，双方必须清洗双手才能确保夫妻安全。

3. 积极防治子宫颈炎　子宫颈炎是育龄女性的常见病，分急性和慢性两种，临床上以慢性子宫颈炎较多见。慢性子宫颈炎多因分娩、流产和手术损伤后，病原菌侵入而引起，主要的病原菌有葡萄球菌、链球菌、大肠埃希菌及厌氧菌。慢性子宫颈炎可选用宫颈电烙、电熨、二氧化碳激光法和冷冻法，一次治疗即可痊愈，治疗时间应选为月经后 3～7 天进行。术后每日清洗外阴 2 次，以保持外阴清洁。术后 2 个月内禁止性交和盆浴。第一次手术未痊愈者可择期再做第二次治疗。

4. 积极防治人乳头状瘤病毒（HPV）感染　HPV 感染后除外阴部有灼热感、瘙痒感及反复的宫颈发炎外，阴道还排出恶臭的分泌物。不经治疗者约有 1/3 患者将演变成子宫颈癌前病变，将成为子宫颈癌的准候选人。

5. 积极治愈癌前病变　目前认为，子宫颈上皮不典型增生属癌前病变，比其他宫颈上皮病变有较多机会发生子宫颈癌。

6. 终身进行宫颈癌细胞筛查　凡感染人乳头状瘤病毒者，应视为有较高机会罹患子宫颈癌，但并非一定会患子宫颈癌。为了能早期发现、早期诊断、早期治疗子宫颈癌，必须终身定期宫颈癌细胞筛查。

(1)凡感染人乳头状瘤病毒者,必须于一年后再追踪筛查 1 次,如仍持续感染者,应每半年至一年进行 1 次子宫颈 TCT 筛查。

(2)凡属子宫颈癌的高危人群,应每年筛查 1 次。

(3)35－69 岁女性,应每 5 年筛查 1 次。

(4)69 岁以上的女性,如最后筛查仍为正常者,可以不再进行筛查。

(5)农村和边远地区,至少在 35－40 岁筛查 1 次,有条件的 35－55 岁女性,每 5 年筛查 1 次。

三、护理与康复

1. 术前心态 广泛性全子宫切除术和盆腔淋巴结清除术是子宫颈癌手术治疗的基本术式,也是早期子宫颈癌的主要治疗方法。因此,术前必须做好充分的心理准备。

患者应以最佳的身心状态迎接手术,绝大多数患者对手术会产生焦虑、不安、恐惧、紧张情绪是可以理解的,也是不可避免的。

患者所表现出的心态是由她们对子宫颈癌的认知程度所决定的,由于文化、民族、社会、经济和教育等因素的不同,使得妇女对子宫颈癌所抱的态度也不尽相同。

(1)常见的术前心态

①担心手术后疼痛,自己不能忍受。

②恐惧在手术过程中发生意外夺去自己的生命。

③担心自己的身体隐私过度暴露,有失体面。

④顾虑手术后失去女性重要功能,错误地认为切除子

宫会出现未老先衰或变成男性。

⑤顾虑手术过程中使癌细胞播散,导致全身转移,加速死亡;或伤了"元气"使病情恶化。

⑥怀疑自己的子宫颈癌已广泛转移,手术时未做任何切除,自己白白挨了一刀,劳命又伤财。

⑦担心子宫、卵巢、阴道等全部切除,不能进行日后"性福"生活,影响夫妻关系。

⑧担心术后医师和丈夫隐瞒真实病情,使自己长期生活在"死亡"的阴影下。

⑨由于手术切除子宫而丧失生育功能,而表现出失落感,消极低沉,甚至悲观绝望。

⑩对于年龄较大者,切除范围越大,日后越不易复发,心里更踏实。

针对上述心态,医师应耐心细致地向患者介绍可选择的治疗方式,为患者提供充分的相关医学信息,解答患者的各种提问及疑虑,可根据患者的意愿推荐适合个体化的治疗方案。

(2)术前心理准备要点

①患者必须尽快树立坚定的信心,为彻底治愈癌症,消除复发隐患,切除子宫、卵巢、阴道上段等对患者来说乃为最佳治疗方案,因此必须消除心理上的幻想。

②医护人员应为患者提供有关术后"性福"生活的资料,患者应当有理由相信,子宫缺如、卵巢缺如除不能生育外,并未丧失性功能,阴道干燥可以应用滑润剂,阴道变短可以改变性交体位,或用枕头垫高臀部。

③对于年轻、有生育要求的患者,可以选择子宫颈锥形

切除术,满足患者的意愿,无疑使患者达到心理上的平衡。

④如无生育要求的患者,可行简单的全子宫切除术,年轻者可保留一侧正常卵巢。医师应允许和鼓励患者参与手术方式的选择。这样,患者所接受的治疗方式正与她所期望的治疗方式一致的做法,有利于术后康复及生活质量的保证。

⑤做好患者家属尤其是配偶的思想工作,医师应充分了解他们的顾虑,耐心地解释。并邀请家属尤其是配偶参加治疗计划的制定,得到他们的充分理解与支持,使家属从被动陪护到主动积极参与,从单纯的悲观、伤心、同情、恐惧到信心倍增的鼓励。配偶的支持、理解、同情对患者生活信心的建立至关重要。甚至仅从对家庭、子女责任这一点上,就足以使患者从癌症阴影中走出来,从"死亡"阴影中走出来,增强"要活下去"的信心。使患者心态平衡,以积极向上的精神,充满必胜的信念,以顽强的意志,去接受手术治疗。

2. 术前准备

(1)医师应于术前向患者介绍手术名称、手术范围、手术过程及麻醉方法等。以使患者了解手术的大致情况,有利于做好思想准备。

(2)护士应于术前向患者说明术前灌肠、备皮、阴道准备、术前禁食、术前用药、静脉滴注、留置导尿管、腹腔引流管等的必要性及对预防术后并发症,促进早日康复的临床意义。

(3)积极治疗术前并发症,如患者有贫血、营养不良时,应予以输注新鲜全血;如有呼吸道感染和泌尿道感染时,应给予抗感染治疗,待治愈后方可行手术治疗。

（4）患者要积极、主动配合医护人员完成术前各项检查，如血常规、血小板、血型、尿常规、便常规，胸部摄片、心电图及肝、脾、肾 B 超检查，盆腔 CT 检查，肝、肾功能检查，血生化检查等。

（5）要做好配血试验及青霉素、普鲁卡因皮肤过敏试验。

（6）老年患者各重要脏器趋于老化、修复能力低下，耐受性差，于术前应进行必要的纠正和调整，如练习深呼吸、咳嗽、翻身、活动四肢肌肉等，以防止术后发生肺部感染。

（7）术前患者应摄取高蛋白、高热能、高维生素及低脂全营养饮食，如多进食瘦肉类（猪、牛、羊肉、禽肉）、奶制品、豆制品、鱼虾类等海产品及新鲜蔬菜和水果。老年患者因牙齿缺如、松动、咀嚼困难而影响消化、吸收时，应安排合理的食谱，以保证机体处于术前最佳的营养状态。

（8）术前 1 日应洗澡或擦澡，并更换清洁的内衣，注意防止受凉。

（9）做好消化道准备，术前 1 日灌肠 1～2 次。术前 8 小时禁止由口进食，术前 4 小时严格禁水，手术日晨禁食。以防止手术中引起恶心、呕吐反应，并有利于术后肠道得以休息，促进肠道功能的恢复。

术前 1 日以 0.5％皂水 1000 毫升或等渗盐水 1000 毫升清洁灌肠，以保证排便干净。

（10）患者于手术前 1 日应保证充分睡眠，失眠者可服适量的镇静药。

（11）术日晨患者应取下可活动的义齿、发夹、首饰等物，并接受留置导尿管。

3. 术后护理　手术后的护理质量，直接关系到手术的效果、机体的康复。术后技术性护理由专业护士进行,但患者及其家属应配合护士做好生活方面的护理。

(1)体位

①全麻患者尚未清醒前应有专人守护,以防坠床发生意外。去枕平卧,头转向一侧,稍垫高一侧肩胸,以免呕吐物、分泌物呛入气管引起吸入性肺炎或窒息。

②蛛网膜下隙麻醉者,应去枕平卧 12 小时。

③持续硬膜外麻醉者,应去枕平卧 6～8 小时。

④患者情况稳定时,术后次晨可采取半卧位,可减轻切口疼痛,利于深呼吸,增加肺活量,防止肺不张,也有利于腹腔引流,可使术后腹腔血性液体或炎症渗出液向直肠子宫隐凹引流。

⑤患者在床上应活动肢体,每 15 分钟运动一次腿部,以防止静脉血栓形成。

⑥患者每 2 小时翻身、咳嗽和做深呼吸一次,以促进血液循环和呼吸功能的恢复。

(2)观察体温:术后 1～2 日体温稍有升高,但一般不超过 38℃,此为正常手术反应。若体温超过 38℃时,应及时报告医护人员处理。

(3)观察尿量

①术后患者每小时尿量应在 50 毫升以上。

②通常于术后 24 小时拔除尿管,身体虚弱者可延至 48 小时,行根治术者则需延至 7～10 天。

③拔除尿管后,每小时尿量少于 50 毫升时,应考虑有腹腔出血或进液量不足的可能,应向医师报告。

④拔除尿管后,应练习排尿,以促进膀胱功能的恢复。

⑤留置尿管期间应定时擦洗外阴,并保持会阴部清洁。

(4)缓解疼痛:通常,术后 24 小时内切口处疼痛最明显,为保证患者能得到充分休息可于术后 24 小时内给予哌替啶镇痛处理。如术后 24 小时切口疼痛加重时,常常提示切口血肿形成。

4. 术后并发症的护理 子宫颈癌手术后都有发生术后并发症的可能,并发症可能于术后立即发生或延迟发生,为了及时防治并发症,患者应了解并发症的临床表现,并配合医护人员积极防治。

(1)腹胀:患者自觉腹部逐渐胀大、不适或腹痛,肠鸣音减弱或消失,多由于肠蠕动减弱所致。护理方法如下。

①通常术后 48 小时恢复正常肠蠕动后,一经排气,腹胀即可缓解。

②术后 48 小时肠蠕动仍未恢复正常者,应报告医师排除麻痹性肠梗阻、机械性肠梗阻的可能。

③生理盐水低位灌肠。

④下腹部热敷。

⑤针刺足三里穴。

⑥新斯的明,0.5 毫克,皮下注射。

⑦肛管排气。

⑧术后早期下床活动。

⑨控制感染,可给予抗生素治疗。

⑩纠正低钾血症,补充钾盐。

(2)泌尿系统感染:患者可出现尿急、尿痛、尿频、血尿等尿路刺激症状,并出现高热、畏寒、全身疼痛等症状。护理方法如下。

①手术后患者应定时坐起来排尿,以恢复膀胱功能。

②术后患者应多饮水,以增加液体入量,有利于冲洗膀胱。

③拔除留置尿管前,注意定时打开夹管,以训练膀胱恢复其收缩力。

④采用上述处理,无效者应导尿。

⑤及时给予抗生素治疗,可根据尿细菌培养及药敏试验用有效的抗生素。

(3)血肿、感染、裂开:患者自觉切口处压痛明显、肿胀或自觉有搏动感,或体温升高,寒战、下腹疼痛等。检查时切口处有波动感,局部红肿,压痛显著。护理方法如下。

①应及时报告医师,根据病情做进一步治疗。

②切口出现血肿或切口裂开者,均应由医师止血、缝合。

③切口感染者,除重新清除积血外,也应给予有效的抗生素治疗。

④体质虚弱者,应输注新鲜全血。

第四节　卵 巢 癌

卵巢癌是妇科常见的恶性肿瘤。卵巢癌主要由上皮癌、恶性生殖细胞肿瘤和性索间质肿瘤等组成。其中上皮癌占 $60\%\sim85\%$,常见于中老年妇女,40 岁以后发病率急剧上升。85% 的卵巢上皮癌患者发病年龄为 $40-70$ 岁。卵巢性索间质肿瘤可发生在任何年龄组,随年龄增长,发病率缓慢增加。

一、治疗指南

1. 治疗原则

(1)手术治疗为主。

（2）辅以化疗。

（3）辅以放疗。

（4）根据病变早晚、分化程度、组织类型而定进一步治疗方案。

2. 治疗方法

（1）手术治疗：卵巢癌的治疗原则是以手术治疗为主，辅以化疗、放疗三结合疗法，可提高生存率。

①根治性手术：适用于早期卵巢癌患者。

②肿瘤细胞减灭术：适用于晚期卵巢癌患者。

③保守性手术：适用于迫切要求生育年轻卵巢癌患者，但必须符合下列条件者：为一侧卵巢癌，包膜完整，无粘连者；腹腔冲洗液未找到癌细胞者；病理类型为低恶性细胞型者；对侧卵巢活组织检查阴性者；术后能密切随访者。

（2）放疗：适用于罹患卵巢无性细胞瘤和颗粒性细胞瘤的患者。

①体外照射：全腹部照射，盆腔照射，腹部加盆腔照射。

②体内照射：用于消除腹水或治疗表浅腹膜转移者。

体内照射的适应证：卵巢癌早期，出现腹水或腹腔冲洗液中查到癌细胞者，腹腔内有粟粒状癌种植灶者，术后腹腔残留癌灶直径小于5毫米者。

（3）化疗：卵巢上皮癌属于化疗敏感的肿瘤，包括Ⅰ期和Ⅱ期。目前国内外已广泛采用紫杉醇与顺铂（卡铂）联合化疗。

二、预防策略

1. 多摄取胡萝卜素 有研究观察到，绝经前（30－39岁）的女性多摄取胡萝卜素对卵巢癌的发生具有显著的预防作用,以降低卵巢癌的危险性。在排除生育史的影响因素外,患卵巢癌的危险性降低,与大量摄入胡萝卜素具有保护作用有关。

现有证据提示,进食含类胡萝卜素高的膳食能预防卵巢癌。植物体内存在的黄、红色素中很多是类胡萝卜素,其中最重要的为 β 胡萝卜素,另外 α 胡萝卜素、γ 胡萝卜素和玉米黄素等也能分解形成维生素 A。

2. 限制摄入过多脂肪 平时膳食中摄入过多饱和脂肪酸(尤其是动物脂肪)的女性,患卵巢癌的危险性增高。联合国粮农组织数据显示,1965 年前后中国成人每天摄取脂肪为 20 克,20 世纪 90 年代已经增长到每天 50 克,2002 年的统计数字为每天 82 克。几十年过去了,中国人每天摄取的脂肪已经翻了 4 倍,所以中国女性卵巢癌发病率增加,且呈年轻化趋势,可能与摄取脂肪过多有一定关系。减少脂肪的摄入,也能降低心血管疾病的发病率,并减少结肠癌的发生。

3. 慎用激素治疗不孕 有调查发现,长期应用生育乐可使不受孕者患低度恶性潜能(LMP)肿瘤的危险性增加。12 岁以前没来月经者、52 岁以后才绝经者或从未生育过(或30 岁以后才生头胎者),患卵巢癌的危险性增高。月经的次数越多,患卵巢癌的危险性也越高,而哺乳会减少患卵巢癌及乳腺癌的危险性,因为哺乳期间通常会停经,所以提倡母乳喂养。

三、护理与康复

1. 术前心理护理 在我国的现行医疗制度中,手术计划几乎完全由医师制订,家属认可,很少征求患者意见,患者对治疗方案,尤其对手术方案基本无选择的余地。在美国,医师将制订的方案(包括手术方法)的适应证、优缺点向患者做全面介绍,以使患者有权力和机会对手术方案做出选择。具体治疗措施则需根据病变早晚、肿瘤细胞分化程度、组织学类型等而定。

对于复发的卵巢癌患者,并非意味着复发后就没有希望。通过再次手术,以及选择敏感而有效的化疗或放疗等积极治疗措施,可延长患者生存期。

对于Ⅰa期肿瘤分化好的年轻患者,可保留其生育能力。Ⅱ期以上(包括Ⅲ期、Ⅳ期)年轻、未生育者,不论病变期别早晚,在对侧卵巢和子宫正常情况下,可只做患侧附件切除,以保留生育功能,术后应及时给予化疗。

因此,医师有责任向患者介绍各种治疗方式的利弊,并允许和鼓励患者参与治疗方案的选择。这种患者所接受的治疗方案正与她所期望的治疗方案一致的做法,能够达到完全符合患者的社会地位、经济基础、文化水平、家庭关系及个人隐私方面的需要。无疑,使患者达到心理上的平衡,有利于术后康复和生活质量的保证。

对于把生育看得至高无上的年轻女性,尤其是未婚女性患者,保留生育功能可能是她所期盼的,失去了双侧卵巢,就等于断送了她的全部生活。

对于卵巢癌的恐惧心理压力大、经济条件差的老年患者,往往对失去双侧卵巢看得并不重要,手术切除的范围越大其心里越踏实。

因此,医师应当耐心、细致地向每一位患者介绍可选择的治疗方案,为患者提供充分的先进的医学信息,解答患者的各种疑问和顾虑,可根据每个患者的意愿推荐适合"个体化"的治疗方案。

对于医师认为必须行全子宫、双附件、大网膜、阑尾切除和盆腹腔淋巴结清扫的患者,心理护理的关键是使患者建立信念,即术后残留肿瘤的大小是卵巢癌预后的关键因素。手术切除肿瘤,再接受较正规系统的化疗对预后有利。

卵巢癌患者术前的心理护理要点如下。

(1)患者必须坚定地相信,为早日治愈疾病,切除手术乃为最佳治疗方案,必须消除心理上的幻想。

(2)患者必须消除对手术的恐惧心理,积极主动配合医护人员做好术前准备。

(3)做好患者家属尤其是配偶的思想工作,充分了解他们的顾虑,耐心地解释。

(4)邀请配偶参加治疗计划的制订,得到他们的充分理解与支持。

2. 放射治疗期间的营养调护　众所周知,放疗是妇科肿瘤患者的一种辅助治疗方法,除杀灭肿瘤细胞外,同时对机体的正常组织也造成不同的损伤,严重者可出现骨髓造血功能抑制和免疫功能下降等多种并发症。

(1)放疗期间的饮食原则

①给予高蛋白,高能量食物,如肉类(猪、牛、羊肉及禽肉)、蛋类、奶类、豆类、花生等,有助于提高机体免疫力和机体对放射治疗的耐受力,保证放疗的顺利进行。

②给予富含多种维生素的蔬果,如芦笋、大蒜、胡萝卜、茄子、卷心菜、花菜及其他绿色新鲜蔬菜,香蕉、樱桃、苹果、刺梨、柑橘、桃、草莓、核桃、龙眼、葡萄等。

③给予具有抗癌作用的物质,包括常见的矿物质、镁、钙、钾、硫、铁及微量元素钼、硒、锌、锰、铜、碘、铬、锗等,以及大豆类、葱属植物、海产品、动物肝肾、蔬菜和水果等。

④补充脂肪和糖类,如植物油和米面类等。

（2）选择注意事项

①要充分满足患者在放疗期间所需要的足够的营养素和维持患者良好的营养状态,以增强机体的免疫功能保证放疗的进行。

②放疗后出现恶心、呕吐时,应少量多餐,进食易消化的食物,不吃过甜、辛辣油腻和气味不正的食物。

③不吃发霉变质的食品、不吃不新鲜的蔬菜,不吃烟熏、火烤和反复用过的油所炸的食品,不吃含有防腐剂和色素的瓶装、袋装的食品。

④多吃新鲜蔬菜和水果,各种豆类、菌类、藻类食物。

⑤改变单纯以精白米、面为主食的习惯,适宜地调配一定比例的"粗粮",如全麦面粉、玉米面。饮食中增加坚果类食物,如核桃仁、莲子、大枣、葡萄干、花生仁等。

⑥应多食用海鱼及多食鱼类、虾类等水产品。

⑦作为日常膳食饮料应每日饮用低脂牛奶或无脂酸奶,可防癌抗癌。

⑧戒烟、戒酒,多饮水,多吃西瓜、梨等。

⑨大量饮绿茶,每天5杯以上,不仅有利尿解毒,还具有抵抗辐射的作用,有防止癌症复发的作用。

⑩饮食上要做到色、香、味、形俱佳,种类多样,易消化,富营养。患者要把吃好饭当作首要的治疗,营养失调将导致放疗中止。

⑪全腹照射出现恶心、呕吐时,患者除多饮水外,可通过静脉补充液体、电解质和营养成分。

⑫恶心呕吐时,可用生姜汁3～5滴滴入舌下;或咀嚼生姜片,姜汁咽下,姜渣含在口中。

⑬出现腹泻时,可进食半流质饮食,如藕粉、米粥、细挂面、蒸嫩蛋糕、鲜牛奶加水,豆花等,禁止进食油腻之品。

第五节　子宫内膜癌

子宫内膜癌又称子宫体癌或子宫内膜腺癌,三者均以癌的生长部位而命名。本病是妇科常见的恶性肿瘤,仅次于子宫颈癌。子宫内膜癌发病率呈上升趋势,主要因为经济生活的改善,寿命延长,老年肥胖人群增加,医疗保健意识增强,确诊较早。好发年龄为 55－60 岁,绝经前妇女占 25％～35％,40 岁以下占 5％～10％。

一、治疗指南

1. 治疗原则

(1)手术治疗为主。

(2)辅以化疗。

(3)辅以放疗。

(4)辅以雌激素辅助治疗。

2. 治疗方法

(1)手术治疗:是Ⅰ期、Ⅱ期子宫内膜癌的主要方法。

(2)放疗:适用于晚期患者或不能耐受手术治疗的患者。

①腔内放射治疗:适用于临床Ⅰ期患者。

②体外放射治疗:适用于Ⅲ期以上患者或年龄过大、合并有心肺疾病者。

（3）激素:适用于雌激素和（或）孕激素受体阳性患者;高分化的Ⅰ期、Ⅱ期患者;激素治疗常与手术、化疗和放疗联合应用;Ⅲ期以上应用激素合并化疗和放疗。

（4）化疗:主要用于不能手术的晚期患者或放疗后复发患者。

二、预防策略

1. 研究表明,体力活动最低而能量摄入最高和体质指数增大者（肥胖）罹患子宫内膜癌的危险性最大。因此,经常坚持体力活动可以远离子宫内膜癌,在有生育史的女性中,体力活动的保护性作用更为明显。

2. 不孕症者,定期筛查。

3. 绝经迟者,警惕患本病。

三、护理与康复

1. 术前心态　详见"子宫颈癌"相关内容。术前心理准备包括以下几点。

（1）患者必须尽快树立坚定的信心,为彻底治愈癌症,消除复发隐患切除子宫、卵巢等,对患者来说乃为最佳治疗方案,因此必须消除心理上的幻想。

（2）医护人员应为患者提供有关术后"性福"生活的资料,患者应当有理由相信,子宫缺如、卵巢缺如除不能生育外,并未丧失性功能,阴道干燥可以使用滑润剂。

（3）做好患者家属尤其是配偶的思想工作,医师应充分了解他们的顾虑,耐心地解释。并邀请家属尤其是配偶参加治疗计划的制定,得到他们的充分理解与支持,使家属从被动陪护到主动积极参与,从单纯的悲观、伤心、同情、恐惧到信心倍增的鼓励。配偶的支持、理解、同情对患者生活信心的建立至关重要。甚至仅从对家庭、子女责任这一点上,就足以使患者从癌症阴影中走出来,从"死亡"阴影中走出来,增强"要活下去"的信心。使患者心态平衡,以积极向上的精神,以充满必胜的信念,以顽强的意志,去接受手术治疗。

2. 术前准备　详见"子宫颈癌"相关内容。

3. 术后护理　术后的护理质量直接关系到手术的效果、机体的康复。术后技术性护理由专业护士进行,但患者及其家属应配合护士做好生活方面的护理。

(1)体位:详见"子宫颈癌"相关内容。

(2)观察体温:详见"子宫颈癌"相关内容。

(3)观察尿量:详见"子宫颈癌"相关内容。

4. 术后并发症的护理　详见"子宫颈癌"相关内容。

第六节　乳 腺 癌

乳腺癌是妇女最常见的恶性肿瘤,在发达国家占第 3 位,在发展中国家占第 5 位,且发病率仍在逐年增加。在 30－70 岁的年龄段,乳腺癌的发病率随年龄增大而增加。近年随着诊断方法的进步,科学技术的普及,早期发现有所增加,使乳腺癌的疗效显著提高,部分患者可望长期生存或治愈。

一、治疗指南

1. 治疗原则

(1)手术治疗为主。

(2)术后辅以化疗。

(3)内分泌治疗。

(4)辅以放疗。

2. 治疗方法

(1)手术治疗:凡是情况尚好,生活能自理,能耐受手术和国际临床分期 0、Ⅰ、Ⅱ、ⅢA 期患者均行手术治疗。

(2)化疗

①单一用药化疗,有效率为 $20\% \sim 50\%$。

②晚期乳腺癌联合化疗,有效率为 $40\% \sim 80\%$。

③术后辅助化疗,其目的是消灭微小转移灶,以提高生存率。

(3)放疗:术前放疗,术后放疗。

(4)内分泌治疗:激素受体(ER、PR)阳性的绝经后患者,术后可行内分泌辅助治疗;绝经前行化疗加内分泌治疗。

二、预防策略

1. 多摄入胡萝卜素和维生素 C　研究表明,摄入胡萝卜素较多者,患乳腺癌的危险性明显降低。摄入维生素 C 含量较多的蔬菜和水果,也能够降低乳腺癌的发病率和死亡率。

胡萝卜素在体内被转化成为生长、发育和组织分化所必需的维生素 A。此外,还具有抗氧化作用,使自由基灭活。维生素 C 是抗氧化防御系统的重要组成成分,能保护身体免受自由基的伤害。

2. 坚持体力活动　体力活动能预防乳腺癌是通过一种降低雌激素水平的生物学途径。研究表明,体育锻炼及职业性体力活动都有保护作用,能够预防乳腺癌,特别是预防绝经后的乳腺癌。

3. 多摄取维生素 D　动物实验数据表明,缺钙和缺乏维生素 D 都可能在乳腺癌的病因中起一定作用。由于人的乳腺癌细胞上有维生素 D 受体,所以给予维生素 D 可以预防乳腺癌的发生。

4. 多吃豆制品　摄入较多黄豆制品的素食者患癌症(包括乳腺癌)的危险性显著降低。摄入黄豆类食品较多的日本女性癌症(包括乳腺癌)的发病率也较低。而乳腺癌患者和吃杂食的女性,尿中木酚素含量较低。

欧美科学家研究证实,黄豆有预防各种癌症的作用,而没有促癌作用的报道。实验表明,摄入中等量的黄豆类食品(含异黄体酮,每日 45 毫克),可使月经周期延长,特别是卵泡期延长。日本女性乳腺癌发病率低,平均月经周期比西方女性延长 4～6 天。

异黄酮和木酚素主要存在于大豆、全谷类食品、各种种子及含粒的浆果中。异黄酮和木酚素不仅具有植物性雌激素的作用,还有抗氧化、抑制细胞分裂的作用,并同时具有雌激素于"抗雌素"的效应。刺激乳房细胞受体的强度,仅为动物性雌激素的 0.1%,所以只会作用于特定的组织,而没有动物性雌激素可能引起乳腺癌和子宫内膜癌的不良反应。实验也证明,异黄酮注入癌组织内,可加速癌细胞死亡,同时也可阻止癌细胞浸润和扩散。

植物雌激素于人工合成的雌激素拮抗药他莫昔芬在结构上相似,而雌激素拮抗药已成功地用于乳腺癌的治疗。

5. 减轻体重　随着我国人民生活水平的不断提高,妇女肥胖者日益增多,已成为中国乳腺癌发病率上升的重要原因之一,因此防止肥胖可以预防乳腺癌。

要成功控制体重,与其借助减肥药物、机器、保健品,不如回归饮食的调理,通过正确的饮食方法、适当运动,加上决心和毅力,不单标准体重指日可待,保持固定体重也可长可短,一般人减掉10千克根本不用吃减肥药。现介绍减肥方法如下。

(1)饮食递减法:即将一天饮食的质与量随一天的时间递减。①如果想吃热能较高的食物,就集中在早餐时进食。②进食顺序应遵守"菜、肉、汤、饭"的次序。③中餐正常。④晚餐应吃得清淡,如烫青菜、番茄、豆腐汤等。⑤睡前4小时绝对不能进食。⑥每晚9～10时,运动1小时,如摇呼啦圈,或阶梯运动,出一身热汗再洗澡。⑦每周有一天身体大清除,吃白萝卜牛肉排骨汤,以助消化排便。⑧减肥应持之以恒,每个月减重0.5～1.0千克为宜。⑨空腹时可吃水果。

(2)细嚼慢咽法:本法适用于分娩后的妇女或肥胖妇女。分娩后的妇女食欲极佳,应注意节食,以防体重直线上升而肥胖下去。因为食物入口之后,血糖即会升高,大脑中枢神经随机发出停食的信号,若保持一口食物嚼食20～30次的习惯,放慢进食速度,可以非常有效地控制食量,有助于减肥。

(3)食物筛选法:自觉遵守低热能、低脂肪、低盐、高纤维的饮食原则。

①控制高糖食物,如糕点、蜜饯、精粉、饼干、面包、鲜枣、土豆、香蕉、梨、鲜荔枝、啤酒、柑橘、葡萄、柿子、桃、李子、山药、干果、薯干、粉丝、菱粉等。

②多吃低热能食物,如香菇、魔芋、绿豆、薏苡仁、燕麦、荞麦、小白菜、菠菜、生菜、豌豆苗、大白菜、龙须菜、芹菜、莴苣、黄瓜、南瓜、苦瓜、西葫芦、茄子、西红柿、绿豆芽、鲜豆荚、空心菜、韭菜、油菜、荠菜、包心菜、大葱、丝瓜、西瓜、青椒、香芋、白萝卜、茭白、胡萝卜、洋葱、蒜头、香椿、蒜苗等。

③控制高脂肪食物,如食用油、花生米、核桃仁、杏仁、芝麻酱、五花肉、火腿、干奶酪、黄油,烤鸭、炸鸡、扣肉、红烧肉、熘肝尖等。

④选用优质蛋白质食物,如大豆及豆制品、奶制品、精瘦肉、海产品等。

膳食中的脂肪对乳腺癌的任何一种作用都不大可能是直接的,如高脂肪膳食可导致体重增加或肥胖,而肥胖是绝经后乳腺癌的危险因素。妇女在产后仍不能降低体重,乳腺癌的危险性更大。妊娠期间体重增加 17 千克以上者,更年期后患乳腺癌的危险性比其他孕妇高 40%。妇女在更年期后过胖患乳腺癌的危险性更大,这是因为脂肪组织大量雌激素所惹得祸。因此,妇女在一生中都有患乳腺癌的危险,只有一生中防止肥胖才有预防乳腺癌上身的可能。

6. 青春期前后多运动 国际儿科组织提出的青春期前后儿童体力活动指南是:每天参加体力活动,且活动形式应融合在家庭、学校和社会的各种活动中,其中包括玩耍、游戏、体育运动、工作、消闲、体育课或体育锻炼计划。每周从事体力活动 3 次以上,每次 20 分钟以上,以中等强度至较大强度的体育运动为宜。

美国国家运动和体育教育会为中学生制定的活动指南：每天或几乎每天都参加 30～60 分钟与年龄及发育相适应的体力活动；鼓励孩子们，每天累积 60 分钟乃至几小时的体力活动；在这些体力活动中包括至少持续 10～15 分钟的中等至较大强度的运动；这种运动性质应为中等度与大强度运动的交替进行，并有短时间的休息和恢复间歇；儿童不应有很长的不活动时间。

研究发现，青春期前后从事有规律性耐力运动，可以控制脂肪细胞的数量，以减少日后发胖的概率。因为发育期间的体育活动可以强化肌力，有利于控制脂肪细胞数量，只要脂肪细胞数量不多，日后尽管往横的方向发展，但伸展空间有限而不会肥胖。

儿童能量的摄入主要取决于体力活动的程度。能量摄入与体力活动的能量消耗之差，即是过多的能量，由于过多的能量，才导致儿童加速生长或超重，所以使女孩月经初潮年龄提前。

青春期前后多运动，可以消耗更多的能量，生长发育变慢，从而推迟月经初潮年龄，可以降低乳腺癌和子宫内膜癌的危险性。

同时，体内控制了脂肪细胞数量，也减少了雌激素水平，不仅不易患乳腺癌，而且还会降低其他多种癌症的发病率。

我国小学生学习负担过重，不仅要完成课堂作业，还要完成课后作业，双休日又要参加多种学习班，很难保证 30～60 分钟的体力活动，更做不到中等至较大强度的运动。

预防乳腺癌,应从童年开始,少吃动物脂肪,少吃动物蛋白,多吃水果和蔬菜,多参加体力活动是最好的方法。

7. 改变饮食习惯　研究表明,妇女吃红肉(猪肉、牛肉、羊肉)多患乳腺癌的危险性增高,并不是红肉中的蛋白质和脂肪的作用,而是肉中含有很多致癌物。目前,已发现约有200种,其中很多具有致癌活性,并在人类生活的环境中出现。

3,4-苯并芘是多环芳烃类化合物中的一种主要的食品污染物质。减少食物中的3,4-苯并芘,不仅能预防乳腺癌,也能预防肺癌等其他癌症,改变饮食习惯可以减少3,4-苯并芘的产生。其方法如下。

(1)避免用急火炒菜,因为锅里的油热的腾腾欲燃时,冒出来的烟雾中含有大量3,4-苯并芘等致癌物质。应该用小火慢炒,或用蒸、煮、炖、焖的方法烹调食物。

(2)厨房里应安装抽油烟机,可大大减少室内空气污染。

(3)将抽油烟机的高度由70厘米降至50厘米,则油烟危害可大幅度下降,甚至测不出污染物。

(4)降低炒菜温度,无论使用猪油、花生油、色拉油还是玉米油、葵花油均不应超过200度,可显著减少3,4-苯并芘的产生。

(5)用超过200度的猛火烹调肉类,如猪肉、牛肉、羊肉、鱼肉、家禽肉都会释放出高度危险的致癌物质;当火力高达250度时,释放出的致癌物质会增加3倍;生肉中不含这种致癌物质。

(6)只有在200度以上的温度煸炒或烧烤肉类,才会使肉类里的氨基酸和肌酸转化为杂环胺类致癌物,所幸这些致癌物质在肉类中含量不高,每周食用这种肉类不宜超过4次。

（7）在烤肉之前只要将肉类放入微波炉焗2分钟,杂环胺致癌物便可减少90％。低温煮熟的肉类,杂环胺类致癌物含量也很低。

（8）切记,牛奶、禽蛋、豆腐及动物内脏加热后不产生杂环胺致癌物质,可以放心地食用。

8. 多吃蔬菜、水果　全世界每年大约有700万人罹患癌症,而其中有60％～70％的癌症是可以预防的,这当中有30％～40％的癌症可以用调整饮食、体力活动及减轻体重来预防,如乳腺癌等。有30％的癌症是要通过戒烟和避免二手烟（被动吸烟）来预防,如肺癌等。

根据多年研究证实,改变饮食及生活习惯可以有效地预防癌症。美国自1991年推出"5aDay. CancenAway"（天天5蔬果,癌症远离我）饮食防癌运动以来,5年以后美国癌症发病率每年下降0.7％,癌症死亡率每年下降0.5％。目前,欧洲、澳洲、中国都在积极紧跟照办。

科学家认为,"多吃蔬果,癌症远离我"就是减少脂肪的摄取,因为摄取过多的脂肪,与肺癌、大肠癌、胰腺癌、胆囊癌、乳腺癌、卵巢癌、子宫内膜癌及前列腺癌等有关,也会造成心血管疾病、肥胖病、痛风及糖尿病等"文明病""富贵病"。根据国外长期追踪研究证实,每天摄取5种蔬果,其全量由150克增加到400克,可使患癌率的风险降低50％。

在中国台湾仅有30％的人摄取400克以上的蔬菜。在内地,谷物是主要食物（平均占总膳食的69％）,而且还将盐渍蔬菜作为主食品或常用食品,结果造成盐的摄入量相当高,而蔬菜和水果摄入量远远不足 400 克,特别是北方农村春冬季均以盐渍蔬菜为主。

美国防癌学会列举的 30 种防癌蔬菜和水果如下。

(1)水果类:苹果、香蕉、哈密瓜、葡萄柚、柳橙、干梅、草莓、柑橘、山楂、乌梅、桃、猕猴桃、木瓜等。

(2)蔬菜类:莴苣、南瓜、绿及白花椰菜、甘蓝、青椒、胡萝卜、芹菜、洋葱、萝卜、马铃薯、菠菜、番茄、番薯、大蒜等。

(3)下面再列举一些既能保证刺激你的味蕾,又能增强健康的食品。

橘红色的蔬菜和水果,含有大量类胡萝卜素,具有保护皮肤、增强免疫功能和防癌抗癌功能;绿色蔬菜,含有大量含有维生素 C、叶酸等,具有预防乳腺癌、胃癌、肺癌等多种癌症的功效;番茄含有番茄红素,是一种抗氧化物质,可以抑制能引发癌症的自由基。天气越热,番茄内含的番茄红素也越多。番茄经过加工后,会使番茄红素增加且更易吸收。

乳腺癌术后,多吃胡萝卜、深色蔬菜等含类胡萝卜素多的食物,在体内会转化为维生素 A,可以预防术后复发。

切记,多吃蔬菜和水果,可以预防 18 种癌症。因为各种蔬菜和水果中植物化学成分各不相同,互相不能取代,所以天天吃 5 种蔬菜和水果,品种和数量越多越好。

不能经常吃剩饭剩菜,因为各种蔬菜加热后,在放置的过程中都会产生不同程度的亚硝酸盐,特别是叶类蔬菜,尤其是大白菜,放置时间越长,亚硝酸盐含量越高,如炖煮后常温隔夜存放,其亚硝酸盐含量更高,可导致食物中毒。进入人体后产生亚硝胺,它是一种致癌物。

若能每天摄取 400～800 克的蔬菜和水果,不仅能预防18 种癌症,同时还能减少心血管疾病、痛风、高血压、动脉硬化、肥胖、便秘等疾病,堪称是最省钱、最简便、最容易、最有效的保健方法。

9. 健康用餐 有的老年妇女节衣缩食一辈子,不仅荤性食物不吃,就连新鲜蔬菜和水果也舍不得花钱去买,每天三餐不变样,米饭馒头就咸菜,就这样走完了人生路。

也有的女性,在家里总是打扫战场,总是捡丈夫、孩子吃剩下的残汤剩饭,打发自己。可是一到外边聚餐又总是猛吃猛饮,大鱼大肉猛吃一通,而蔬菜却一口不吃。

请记住,吃饭时先吃蔬菜再吃肉。人在饥饿的时候,食欲特别旺盛,而对满桌的美味佳肴,要有所选择,先吃菜不仅有利于消化,还能控制饮食量及能量,同时又能摄入更多的维生素。

吃剩菜时同时吃什么食物能减少亚硝酸盐生成呢? 吃剩菜应多吃能抑制亚硝胺形成的蔬菜,如大蒜中的大蒜素能抑制胃里的硝酸盐还原菌,使胃内的亚硝酸盐明显减低;茶叶中的茶多酚能阻断亚硝酸胺的形成;含大量维生素 C的食物可防止胃内亚硝酸胺的形成,还有抑制亚硝酸胺的突变作用。故在吃剩菜的同时,吃大蒜、饮用茶水及吃含大量维生素 C 的食物都有防癌作用。

乳腺癌和其他癌症一样,是一种病因十分复杂的恶性肿瘤,单凭一种单一成分的蔬菜和水果,很难起到预防作用。早期的观念认为,颜色越深越绿的蔬菜,价值越高。

对于预防癌症,最好是每天多元化摄取不同种类的食物,至少达到 20 种以上,30 种更好,但很难做到。要记住,采购蔬菜时,无论喜欢与否,什么种类的蔬菜都吃吃看,不要斤斤计较吃多少量,其实也很难计算,也没必要精打细算,每天400克以上,不偏食,不挑食,葱、蒜、辣椒等也不能少。因为品种多,蔬菜中的营养成分及植物化合物,彼此相辅相成,还可分散危险,又能防止"挂一漏万"。

10. 做好心灵环保 1981年8月召开的第一届国际癌症预防大会上,各国与会科学家一致的看法是:"癌症可以预防"。现代医学研究表明,癌症的发生发展与心理健康有一定关系,"情绪是癌细胞的活化剂",美国生理学家爱尔马研究心理状态对人体健康的影响时做了一个实验:把一支支玻璃试管插在冰水混合的容器里,温度为零摄氏度,然后收集人群在不同的心理状态下的"气水"。心平气和者,所呼出的气体变成水后是澄清、透明、无色。心情悔恨者,所呼出的气体变成水后是蛋白色的沉淀物。心情气愤者,所呼出的气体变成水后是紫色的沉淀物。研究者把人在生气时所呼出的"生气水"注射到大白鼠身上,大白鼠便气死了。研究者认为,人生气10分钟所消耗的精力,不亚于参加一次3000米的赛跑。人在生气时,其分泌物中具有毒性。爱生气的人,很难健康,很难长寿;生气的人,其实是气死的。因此,科学家告诫人们,不要生气。女性做好心灵环保,能够预防乳腺癌。有人提出以下心灵环保处方,可供参考。

(1)要有一个牢固的家庭:这一点对女性健康非常重要。夫妻双方来自不同的家庭,各有不同的家教背景,双方性格、气质、兴趣的差异和复杂的人际关系的影响都不相同。人到中年,性魅力的下降、性生活失谐等,均会使婚姻、家庭出现难以美满的结局,夫妻关系不和睦对女性乳腺癌的发生有极大危害。为此,妇女应做好以下几点:①尊重和友爱是夫妻关系的基础,只有恩爱夫妻,相敬如宾,才能有牢固的家庭;②要保持婚姻生活的新鲜与活力,防止产生"爱情厌倦"心理;③家庭生活应丰富多彩,多举办一些有意义的活动;④适时、恰当地赞美丈夫,不可总盯住丈夫的毛病不放,不可爱算总账;⑤提高女性自我修养,要多点宽容,宽容是心理环保最好表现。

(2)要有一个良好的人际关系:这一点有益于女性身心健康。为此,女性应做好以下几点:①要认清自己与外界的关系,加强自我修养,完善自己的人格,注重调整好自己与他人、自己与社会的关系;②不要放任,不要自我膨胀;③多看别人长处,取长补短;④对人要有礼貌热情,平等待人,多尊重,少苛求;⑤适当调整"角色变化",尽快适应新环境。

(3)要有一个泰然面对悲欢的心理:这一点可以表现出很强的适应能力。生活中的人,都可能遇到不如意的事情。为此,妇女应做好以下几点:①要记住,应当保持幽默感,将自己的快乐与他人共享;②要与亲人、知己或同事沟通,接受别人的帮助、指导和启发;③学会放松自己,重新安排工作,休息时多参加文体活动,文体活动对心理健康产生积极的影响;④学会控制感情,转移情绪,自娱自乐,永远保持积极的情绪和平衡的心态;⑤要养成坚强的意志,对生活的大事小事无论是成功或失败,都能以乐观、冷静、从容的态度面对;⑥要具有豁达的性格,在不幸面前,既不悲观沮丧,也不怨天尤人。不惶惑不安,要看到希望,要有坚定必胜信心。

要相信即使"山重水复疑无路,也会有柳暗花明又一村的转机"。要记住,在任何时候,你的丈夫、父母、子女、兄弟、姐妹,都是你最能获得力量的人。

11. 防止女孩性早熟 几乎全世界的科学家都得出一个共同的结论:引发乳腺癌的危险因素,主要作用于生命早期。有充分证据表明,生长发育较早、较快、性早熟,可增加罹患乳腺癌的危险性。

在 20 世纪 80 年代,女孩在 10 岁左右胸部才开始隆起。而现在,美国有近半数的黑人女孩和 15% 的白人女孩在 6~8 岁时胸部已开始发育或有阴毛。9 岁时,有 77% 的黑人女孩和 40% 的白人女孩已开始发育。在我国,亦有更甚者,13 个月的女孩乳房增大,性早熟正以每年 20%~30% 的比例快速增长。更令人震惊的是,有 27% 的黑人女孩和 7% 白人女孩在 7 岁读小学二年级时已进入青春期——月经初潮开始。

(1)性早熟原因:内分泌专家对于女孩越来越早熟感到不可思议,这么早进入青春期的原因可能有以下几种。

①儿童营养过剩:孩童过胖在过去的 20 年里增加了 1 倍,肥胖可能是性早熟的主要原因。身体内脂肪过多会刺激雌激素的分泌。

②环境污染:波多黎各的一项研究发现,化妆品与塑胶中的某些化学物质,可能促成性早发育,甚至早到 2 岁内乳房就已开始发育,6 岁已经出现月经初潮。

③饮食结构的改变:经常吃麦当劳和肯德基食品易致儿童性早熟,因为鸡场为了让鸡长快长胖,常常在鸡饲料中加一些催生催长的药物,因此常吃炸鸡、烤鸡等鸡肉食品的孩童也会快速长成小胖子,且性也早熟。

④滥用保健品及补品:常吃保健品及补品,如鸡胚宝宝

素、人生蜂王浆、蜂蜜、蜂乳、花粉制品、蚕蛹等。这些保健品中含有性激素,可能引起性早熟。

⑤其他:常吃催熟的蔬菜和水果、含锌食品及膨化食品、饮料等,均可能引起性早熟。

(2)预防女孩性早熟处方

①从小养成良好的饮食习惯:遵守低脂肪、低糖类、低热能的饮食原则,如瘦肉、鱼、豆腐、豆浆、虾等食品既可保证孩子充足的营养,又可避免孩子过早、过频地出现饥饿感;每次进餐的顺序是,先吃些新鲜水果,或先喝汤、先吃蔬菜后吃肉,如白菜、芹菜、油菜、胡萝卜、黄瓜等,可产生一定的饱腹感;适当减少主食量,如米饭、面包、馒头、面条等;严格控制脂肪摄入量,如油炸食品和红肉(猪肉、牛肉、羊肉)及麦当劳、肯德基食品;限制甜食和零食,如糖、巧克力、甜饮料、甜点心、香蕉、葡萄、橘子、西瓜;不吃或少吃膨化食品或用塑胶包装的食品;不滥用保健食品及营养补品,不吃或少吃催熟的蔬菜和水果。

②远离化妆品:自幼禁用化妆品;自幼少用或不用护肤保健品;自幼不用清洁剂、杀菌剂等化学制剂。

③加强体育锻炼:自幼培养有规律的生活习惯,鼓励孩子参与体育活动,培养孩子全面发展。

④关心孩子的身体发育:家长应随时观察孩子的成长、发育,发现异常应及时就医,咨询、纠正和治疗。

当然,月经初潮年龄部分也取决于遗传因素。不过很多研究表明,摄入高脂肪与月经初潮提前有关,适当限制高脂肪饮食,可以防止性早熟。研究表明,经常参加体育锻炼的女孩月经初潮年龄可以推迟,推迟女孩月经初潮年龄,可以降低成年后患乳腺癌的风险。

12. 妇女多吃高纤维膳食能预防乳腺癌　美国最近的几项研究结果显示,各种与纤维有关的成分对预防乳腺癌都有类似的作用。增加摄入几种膳食纤维成分都能非常显著地降低乳腺癌的危险性。

所有西方国家的膳食纤维摄入量每日为 5～20 克,与中国农村每日高水平摄入量 70～80 克相比,西方国家人群每日所摄取的膳食纤维量是相当低的。中国农村乳腺癌发病率低于城市。动物实验已证明,高纤维膳食可减少致癌物质诱发动物乳腺癌。膳食纤维素预防乳腺癌的机制可能有以下几方面。

(1)膳食纤维中包含的不可溶性纤维基本不加变化地从肠道排出。

(2)含有多种生物学作用的可溶性纤维。

(3)膳食纤维可减少由肠道重吸收的雌激素,而吃低脂肪、高纤维膳食者血清中雌激素水平降低 36%。

(4)纤维素能够预防肥胖,降低胰岛素的敏感性,从而减少体内雌激素的水平,降低乳腺癌发病率。

(5)纤维素食品中含有许多其他生物活性成分,如类胡萝卜素、异黄酮、木质素等,都有利于降低乳腺癌的危险性。

因此,妇女,尤其乳腺癌的高危人群,应多吃富含纤维素的蔬菜,水果及粮食,能降低乳腺癌症的发病率。

三、护理与康复

1. 术前的心态　乳腺癌患者术前的心理变化与其社会地位、经济条件、教育程度、年龄、家庭关系及个人隐私等有密切关系。农村尤其老年妇女术前心理变化较少,而职业女性术前心理变化较大,顾虑亦较多,主要的心态有以下几种。

(1)希望主刀者是一位有较高医德修养,令人信赖、医术高超的医师。

(2)望自己的手术方案是最佳选择。

(3)希望手术中不出任何意外。

(4)希望手术疗效显著,癌肿彻底切除。

(5)希望术后不发生并发症和后遗症。

(6)担心术后失去乳房影响自我形象。

(7)担心术后失去乳房影响夫妻关系,影响家庭稳定。

(8)担心术后症状没有彻底切除,医师和丈夫欺骗她。

(9)担心术后不知何年何月会复发。

(10)害怕死亡。

手术前,患者对疾病和手术产生种种顾虑和心情紧张是正常的,也是难免的。患者最根本的要求是成功和安全。手术前,患者的担心亦是在情理之中。然而,患者保持平和稳定的心态,对手术治疗与以后康复有着重要意义。只有解除思想顾虑,才能积极配合手术治疗,提高治疗效果。

2. 术前心理自我调整　心理调整与个人的修养、素质、人生观、世界观有很大关系。有着较高的思想修养、良好的心理素质,且性格开朗、豁达、乐观,具有勇敢、坚强的精神,对未来充满信心的人,一定会把握并调整好自己的心态,坦然去接受手术治疗。自我调整处方如下。

(1)患者有权参与治疗方案的选择,可以公开地与医师讨论符合自己的社会地位、经济条件、文化教养、家庭关系及个人隐私等方面的要求,选择一种最佳手术方案,无疑最易使患者达到心理上的平衡。

（2）患者有权选择最信赖的医师为自己手术,可以了解自己的病情,治疗方案和风险。

（3）医师和护士有义务向患者耐心解说有关治疗、护理常识及要求,有利于取得医患之间、护患之间的密切配合。

（4）医师可以向患者说明手术记录是有法律意义的,对患者没有保密,完全可以公开,这是患者最为关心的。

（5）术前患者可以通过已做过手术的患者了解医师的技术水平、术后患者的体会、弥补缺少乳房的方法,可以增强对医师的信任,增强手术治疗的信心。

（6）患者的术前顾虑和担心应向丈夫及亲人倾诉,使他们能理解、同情和支持自己的选择,亲人的鼓励无疑会增强治疗的信念。

（7）患者要树立坚定的信心,相信医师,相信亲人,对未来充满信心,失去的只是没有价值的乳房,而生活还要继续,战胜一次挑战,生活会更上一层楼。

3. 术前心理护理　手术前,医师应评估患者的心理状态,并做好心理疏导,使患者在精神上、心理上得到安慰和支持,消除焦虑,减少压力,以保持正常的心态,有利于术后早日康复。心理护理处方如下。

（1）医护人员应该衣冠整洁,仪表端庄,态度和蔼可亲,行动干净利落,待人热情稳重,工作严肃认真,有强烈的责任心。这样的医护人员,可以消除或减少患者的焦虑和恐惧心理,使者获得安全感和信任感,从而达到心理上的稳定,对治疗会有积极作用。

（2）医师有责任向患者介绍乳腺癌手术进展和医师的

医疗水平,选择治疗方案,提供充分的有关治疗的最新信息,解答患者的各种提问和疑虑。这样,可以消除患者不必要的担心,满怀信心地接受手术治疗。

(3)医师应当积极提倡和鼓励乳腺癌患者参与自己治疗方案的选择,如果医师采纳或基本采纳符合该患者特质的手术治疗方案,患者将会为治疗成功付出极大的努力和牺牲,配合医师治疗,更有利于术后康复及生活质量的提高。

(4)不可欺骗患者,将手术设想和难度如实地告知患者,并将解决难题所采取的措施与患者共同协商,会取得患者高度信赖,患者也会寻找到心理平衡,并接受这一现实。

(5)医师可以安排术后治愈的患者与术前患者谈心,介绍"经验",以消除顾虑。

(6)对于担心失去乳房影响自我形象的患者,可以介绍弹性假体乳房的弥补方法,或可做乳房再造手术等。

(7)积极做好患者家属尤其是患者丈夫的思想工作,丈夫的体贴、理解、关心及支持,对患者生活信心的建立至关重要,是可以使患者振作起来,迎接手术的挑战。

4.术前准备

(1)要接受全面地体格检查,如脑、心、肝、肺、肾有无病变和异常。

(2)要接受实验室检查和特殊检查,如血常规、血小板、出凝血时间测定;胸部摄片,心电图检查,肝、脾、肾、盆腔 B 超检查,肝、肾功能检查等。

(3)术前有贫血者,应及早输入新鲜全血;有低蛋白血症者,可输入新鲜全血或人血白蛋白,可防止术后切口愈合不良和出现并发症。

（4）有吸烟嗜好者,应立即戒烟,并预防呼吸道感染,必要时可短期应用抗生素治疗。

（5）术前一周,练习有效咳嗽,即深吸一口气以后,再用力咳嗽,将肺内的痰液咳出,有利于术后肺部充分扩张和肺换气并可预防肺部感染。

（6）术前应在床上练习大小便,以适应手术后卧床排便。

（7）术前3日起,应进食低渣或无渣半流质软食,如面条、稀饭等。

（8）术前2日起,应进食流质软食,如藕粉、麦片粥,蛋汤等。

（9）术前12小时禁食,术前4小时禁水,以防因呕吐引起窒息或吸入性肺炎。

（10）乳腺癌已妊娠者,应终止妊娠。

（11）哺乳期的乳腺癌患者,应肌内注射睾酮或口服炒麦芽以断乳。

（12）乳腺癌患者体温过高,或月经来潮时,应推迟手术日期。

（13）原有高血压的乳腺癌患者,应于手术前控制血压,按时服药,监测血压,以防血压过高,引起麻醉意外,或术中、术后出血。

（14）原有糖尿病的乳腺癌患者,应于术前控制血糖,按时测定尿糖,术前控制饮食,以防止血糖过高,而导致切口感染或长期不愈合。

5. 术后的心态

（1）老年妇女对切除乳房的心理障碍程度较轻,切除肿瘤除去病根,有利健康和生存,致残心理较易消除。

（2）文化层次低的妇女，尤其已有子女者，对切除乳房很少产生致残的心理反应，只要手术彻底，以后不会复发，今后能正常生活，容易恢复心理平衡。

（3）职业妇女和文化水平较高者，尤其中年女性，非常关注的是癌症的严重程度，是否有转移，手术后是否会加速扩散，还会不会复发，对自己的生活和工作有没有影响等。

（4）中年妇女在得知手术很成功，病灶完全清除，没有转移，今后不会复发之后，她们才意识到自己已残缺不全或已失去女性特点，或失去昔日的形象，而表现出忧虑、悲观和失落。

（5）考虑较多的是社会形象，由于形象的改变而招致同事间的异常目光或看不起，将影响工作效率和收入等。

（6）担心家庭的稳定和自己位置的改变，考虑较多的是能否过正常的性生活，影响夫妻感情，而产生抑郁、悲观自弃和暴躁等感情变化。

乳腺癌患者的术后心理障碍是以后治疗的大敌，不仅影响以后的放疗、化疗疗效，也影响康复治疗质量，甚至增加术后复发的概率，不可忽视。

6. **术后自我心理治疗**　积极健康的心态不仅使抗癌的第一治疗（手术治疗、放疗、化疗）发挥最大的疗效，还会使康复治疗发挥意想不到的作用。而不健康的心态，是癌细胞的激活剂，即使肿瘤被切除或已缩小或被控制，癌细胞也会复活，增殖转移、扩大、复发。别忘记：第一治疗靠医师，第二治疗（康复治疗）靠心理，战胜癌症靠意志。

20世纪80年代，日本肿瘤学家伊丹仁郎首创"生活意义疗法"。目前，已在美国、法国、加拿大、印度等国大力推广，是值得学习的自我心理治疗方法。现介绍如下(略加修改)。

(1)自己做自己的主治医师,根据不同病症开出不同处方与癌症做斗争,并积极配合医师做好第一治疗。

(2)自己要有生活目标,活一天就要愉快地生活一天,把一切烦恼都统统抛在脑后,全身心地投入到工作、生活、家庭、社会或个人的爱好中。

(3)自己要为他人做些力所能及的好事,体现自我生存的价值。

(4)自己要有一个正确的生死观,把死看作自然现象,人有生便有死,不要在"死亡"的阴影下生存,在你的字典里(脑海里)没有这个"死"字。

(5)自己的生活要多姿多彩、全颜色、全方位,积极参加力所能的有益于身心康复的活动。

7. 术后护理

(1)心理护理

①患者清醒后,医师应当告诉患者,手术已结束,手术成功,嘱患者安心休息。

②患者询问时,护士要耐心、诚恳地给予回答。

③医护人员要关心患者,并评估患者的心理状态,及时给予心理疏导。

(2)体位的护理

①麻醉清醒后,改为半卧位,手术一侧的上肢应采取内收抬高,前臂自然放于胸前。

②肩下垫一软枕,以保持上臂与胸部呈水平位。这种体位,可保持引流通畅,防止切口处发生无效腔,有利于皮瓣成活。可以增加静脉及淋巴液的回流,以防止上肢水肿。

（3）保持绷带松紧度合适：应避免绷带包扎过紧，影响手术一侧上肢血液循环，而导致皮肤呈青紫色，皮温降低；如发现绷带松脱，应重新加压包扎，以使皮瓣或所移植皮片与胸壁紧贴，有利于切口愈合。

（4）密切观察呼吸变化

①出现呼吸急促、胸闷时，应给予吸氧。

②同时应排除气胸的可能。

（5）引流管的护理

①切口引流管应持续负压吸引，以免引起皮瓣或所植皮片坏死。

②密切观察引流液，如血性引流液超过 100 毫升时，应警惕有活动性出血，应及时检查处理。

③牢固固定引流管，防止扭曲脱落。

④保持引流管的通畅，防止血凝块堵塞。

⑤更换引流管时，严格无菌操作，并严防引流液或气体逆流而影响切口愈合。

⑥术后 3～5 日，引流液 24 小时在 10～20 毫升，皮瓣无积血、积液时，可考虑拔除引流管。

（6）积极防治手术侧上肢水肿。

①防止手术侧上肢长时间下垂或用力活动。

②严禁在手术侧上肢注射、抽血或测血压。

③患者上衣应宽松，同时应避免戴手表、佩戴装饰物。

④可适当进行手术侧上肢按摩。

第 9 章　皮　肤　病

第一节　瘙　痒　症

瘙痒是很多皮肤病中常见的症状。患者只有皮肤瘙痒而无明显原发损害者，称为皮肤瘙痒症。是老年人常见的皮肤病。

全身性皮肤瘙痒症最初为局限一处瘙痒，而后扩展到全身，亦可无定处的游走性瘙痒。季节性皮肤瘙痒与气候变化有关，多在秋末或气温急剧变化时发生。瘙痒为阵发性，以夜间为甚。瘙痒严重者常搔抓至出血疼痛为止。饮用酒类、浓茶、吃海鲜食物、情绪刺激、衣服摩擦等均可使瘙痒发作或加剧。患处皮肤可见抓痕、表皮剥脱、血痂及色素沉着。病程较久者可出现苔藓样变。有时可发生毛囊炎、疖、淋巴结炎等继发感染。

局限性皮肤瘙痒症，好发于肛门、阴囊、外阴、小腿等部位。常为阵发性瘙痒。因长期搔抓肛周皮肤肥厚浸润，可有辐射状皲裂、浸渍和苔藓样变。由于搔抓使局部出现湿疹样改变。

治疗指南

1. 治疗原则

（1）要详细询问病史，了解发生发展过程。

（2）积极查找潜在病因。

（3）避免刺激性食物和环境。

（4）认真治疗可能病因,避免不良刺激。

2. 治疗方法

（1）全身治疗

①口服抗组胺药物及镇痛药物:如维生素 C、钙剂、硫代硫酸钠、苯海拉明、氯雷他定、地西泮等。

②抗抑郁药,如多塞平。

（2）局部治疗

①炉甘石洗剂、皮质类固醇激素软膏（如卤米松乳膏）外涂。

②皮肤有苔藓化者,可选用艾洛松软膏或霜剂。

（3）中医治疗:可内服养血润肤饮,全虫方或止痒丸等。

第二节　神经性皮炎

神经性皮炎是一种以阵发性皮肤瘙痒和皮肤苔藓化为特征的慢性皮肤病,占皮肤科就诊患者的 2.1%～7.7%。本病以青壮年多发,老年人亦常见。

局限性神经性皮炎,起病时多为局限性阵发性皮肤瘙痒,而无皮疹。反复挠抓或摩擦后出现成片粟粒或米粒大小、圆形或多角形扁平丘疹,呈淡褐色或淡红色。丘疹质地坚实而有光泽,表面覆以糠秕状菲薄鳞屑。病程长者,皮疹渐渐融合扩大,色暗褐,呈苔藓样变。皮疹好发于颈项部,肘、腰、骶、眼睑、阴部、会阴、股部、腘窝、小腿及前臂等。自觉症状为剧烈瘙痒、多为阵发性,尤以夜间为甚。

泛发性神经性皮炎皮疹与局限性神经性皮炎相似。多发生于皮肤、躯干、四肢等部位,可发生广泛成片或疏散分布的扁平丘疹,多呈皮色。皮疹表面有稀薄鳞屑及抓痕,也可发生苔藓化。自觉症状为剧烈瘙痒,烦躁不安。过度搔抓可出现表皮剥脱、血痂,继发感染可发生毛囊炎。

一、治疗指南

1. 治疗原则

(1)避免搔抓、摩擦及用热水、肥皂烫洗。

(2)忌饮酒、浓茶及进食辛辣等刺激性食物。

(3)积极治疗胃肠功能紊乱及内分泌失调。

(4)内服外用药物相结合。

2. 治疗方法

(1)全身治疗:给予镇静药及抗过敏药物,如赛庚啶片、苯海拉明、维生素 C、钙剂、地西泮、硫代硫酸钠等。

(2)局部治疗

①外用皮质类固醇激素乳膏或软膏,如卤米松乳膏、焦油类软膏和止痒药。

②1%樟脑霜及薄荷醋等。

③局部苔藓化者,可外贴肤疾宁及涂抹皮炎宁软膏。

(3)封闭治疗:皮疹广泛者可用普鲁卡因静脉注射。

(4)中医疗法:方剂有消风散加减、养血定风汤加减。

(5)中药洗液治疗:可用苍耳子、地肤子、威灵仙、艾叶、吴茱萸各 15g,加水适量,浓煎取汁外洗或湿敷。

(6)针刺治疗:可取风池、天柱、天突、委中、足三里等穴。

二、预防策略

1. 神经衰弱者,要心胸开朗,生活快乐。

2. 家庭成员要理解、同情、支持患者。

3. 患处要避免摩擦、刺激,衣领不要太硬太紧。

第三节　老年湿疹

老年湿疹,也称乏脂性湿疹或裂纹湿疹,是一种常见于冬季且好发于老年人的湿疹样皮肤病,多见于小腿、手臂和手部,突出表现为干燥和发裂。

本病多发生于冬季。皮疹可发生于全身各处,常见于四肢、手臂、胫前。患者皮肤干燥,少有鳞屑,表皮有细小裂纹。皮损部位肤色淡红,裂纹处红色更明显。发生于掌部皮肤者,皮纹较粗,纹路宽深,重者有裂隙、出血。发生足跟部裂隙更多,深浅不一。自觉瘙痒明显,用热水肥皂洗烫后瘙痒更加重。反复搔抓,局部出现丘疹、斑丘疹,甚至出现水疱、糜烂、溃疡,呈现明显的湿疹样改变。

治疗指南

1. 治疗原则

(1)避免各种可疑因素,治疗全身疾病。

(2)发病期间忌辛辣、酒类食物。

(3)对鱼虾等一般易诱发本病的食物,不要盲目进食。

(4)保持皮肤清洁,避免过度洗烫、肥皂及各种有害因子刺激。

2. 治疗方法

(1)内服药治疗:目的在于消炎、止痒。常用抗组胺药、镇静药。可服钙剂、维生素 C,硫代硫酸钠静脉注射,或用普鲁卡因静脉封闭。

（2）抗感染：有感染时应用抗生素。

（3）局部治疗

①急性湿疹：可选用氧化锌油，3％硼酸溶液做冷湿敷，渗液减少时可用皮质类固醇霜膏。

②亚急性湿疹：选用糠馏油、黑豆馏油、卤米松乳膏。

③慢性湿疹：常用糠馏油、黑豆馏油、煤焦油和卤米松乳膏等。

（4）中医治疗：急性湿疹方用龙胆泻肝汤加减；亚急性湿疹宜用除湿胃苓汤加减，慢性湿疹用四物清风汤加减。

（5）针刺治疗：常用穴位有曲池、足三里、委中、血海；耳针穴位有肺穴、神门、皮质下及内分泌穴等。

第四节　手足皲裂

手足皲裂是指手足部皮肤因多种原因引起的干燥和开裂。手足皲裂是一种独立性疾病，也可能是全身性疾病引起的一种继发性手足部损害。

本病多见于成年人及老年人，长期在户外工作的体力劳动者，经常接触机油的工人多见。多发生于寒冷的冬季。皮损多发生于手掌、手指掌面指尖明显，足跟部及足趾外侧缘，主要表现为皮肤干燥、粗糙、增厚及出现裂隙。裂隙可分为三度：一度皲裂仅达表皮，表皮干燥有皲裂，无出血及疼痛；二度皲裂达真皮表层，有轻微疼痛；三度皲裂深入真皮和皮下组织，常有出血和明显疼痛。

一、治疗指南

1. 治疗原则

(1)排除全身其他疾病。

(2)冬季避免各种机械物理性摩擦和刺激。

(3)治疗原发病。

(4)防止感染。

2. 治疗方法

(1)轻症者,可用 10%～20%尿素霜或软膏,维生素 E 霜、甘油涂局部。

(2)重症者,宜先用热水浸泡手足,再用刀片削薄过厚的角质层,再涂上述霜剂或软膏。

(3)深度皲裂者,可用橡皮膏或肤疾宁硬膏贴敷,可减轻疼痛,软化角质,促进裂口愈合。

二、预防策略

1. 冬季做好保温。

2. 常用热水浸泡手足,随后外涂润肤性油脂。

3. 少用碱性大的肥皂,避免手足受到有害的物理性和化学性刺激。

4. 劳动后应洗净手足,并外搽保护性油脂。

第五节　手 足 癣

手足癣是指皮肤癣菌侵犯掌跖及指(趾)间等手足部皮肤引起的浅部真菌病,分别称为手癣及足癣。足癣的发病率远高于手癣。

本病南方多见,经常穿着胶鞋工作的患病率可高达 80%～90%。发病年龄是中青年,老年人也不少见。

足癣多见于成年人,男女皆可发病,冬季加重,秋季减轻。本病分为三型:水疱型,主要发生于足跖及其侧缘和足趾部位,皮疹为米粒大小成群或散在丘疱疹或水疱,水疱较深,壁厚而发亮,不易破裂,疱干后形成小的领圈状或片状脱屑,可不断有新水疱出现,自觉瘙痒明显,继发感染可形成脓疱。浸渍糜烂型,常见于趾间,特别是第3、4及第4、5趾间,以及趾侧面,皮肤浸软发白,因瘙痒摩擦,表皮脱落后呈红色剥裸面,若继发细菌感染有臭味。鳞屑角化型,常发生于足跖、足缘和足跟部,皮肤角化过度、增厚、粗糙脱屑,冬季加重,又易发生皲裂,有疼痛、老年人多见。

手癣的临床表现与足癣大致相同。水疱型和鳞屑角化型分型不明显。手指间发生浸渍糜烂多限于一侧,常起始于掌心及第2、3、4指掌面,久之可累及整个手掌。皮疹初起时为丘疹、丘疱疹,而后以鳞屑角化为主。皮肤粗糙、皮纹变深、触之粗糙,重者可发生皲裂,自觉瘙痒。

一、治疗指南

1. 治疗原则

(1)要坚持治疗。

(2)治愈后还要注意复发。

(3)家人也要同时治疗。

(4)有甲真菌病者必须彻底治愈甲真菌病。

2. 治疗方法

(1)局部治疗

①水疱型:主要选用搽剂,如 5％水杨酸醑、2％咪康唑搽剂、复方间苯二酚搽剂。

②浸渍糜烂型:可用咪康唑散剂、3％硼酸溶液湿敷,皮疹干燥后可用各种抗真菌类霜剂。

③鳞屑角化型:选用各种霜剂,角化增厚可用 5％水杨酸软膏、复方苯甲酸软膏。

④有继发感染者:可用 0.08％庆大霉素生理盐水或0.1％硝酸银溶液湿敷,或选用抗生素软膏。

(2)全身治疗

①伊曲康唑 0.2 克每日 1 次,饭后服,连用 7 日,过度角化型连服 14 日。

②有继发感染时服用抗生素。

二、预防策略

1. 家庭中患有手足癣、甲癣者应同时彻底治愈。

2. 在游泳池及公共浴池要避免用公共浴巾及拖鞋。

3. 保持足部干燥,尽量不穿不透气的鞋,手足多汗者要保持手足干燥清洁。

第六节 甲真菌病

甲真菌病是由真菌侵犯甲板所致,过去被称为甲癣,俗称灰指甲,其致病菌主要为皮肤癣菌。除皮肤癣菌外,念珠菌、霉样菌(如曲菌)等可引起甲感染,因此统称为甲真菌病。

本病多伴有手足癣，一般没有自觉症状。病损从甲板两侧及末端开始。甲板逐渐增厚，先变为棕色甚至黑色，再出现裂纹。偶尔发生甲沟炎。甲下有角蛋白及碎屑组织，使甲松动致甲板分离。病程较长，如不治疗可多年不愈。也有从甲根开始，甲变灰白或褐色，变碎部分脱落。有的全甲变形萎缩或缺失，重者全部甲受累，有的患者甲表面出现白色斑点状浑浊。

一、治疗指南

1. 治疗原则

(1)药物不易进入甲板，故治疗甲真菌病较为困难。

(2)外用药物治疗需要很长疗程，患者很难坚持配合。

(3)口服抗真菌药物问世使真菌病治疗有很大改观。

(4)内服外用相结合。

2. 治疗方法

(1)局部治疗：可采用40％尿素软膏封包病甲，使病甲软化脱落后再局部涂以抗真菌药物，如联苯苄唑霜支架药盒及帕特药盒等，患者耐心坚持直至甲完全长出为止。同时治疗手足癣。

(2)口服治疗

①伊曲康唑每次200毫克，每日2次，饭后服，连续服药1周，3周为1个疗程。手指甲感染用2个疗程，趾甲用3个疗程。

②特比萘芬250毫克，每日1次，连服1周，第2周开始隔日1次。手指甲真菌病共服7周，趾甲真菌病共服11周。

二、预防策略

1. 要积极治疗和预防手足癣病。

2. 手足癣病每年都会复发,则从复发时起每日外搽30％冰醋酸可达预防目的。

3. 避免手足外伤。

第七节　老年性皮肤萎缩

老年性皮肤萎缩是指老年人的皮肤发生萎缩、变性,表现为皮肤皱缩,失去弹性,色素变化及瘙痒等,且伴有汗腺、皮脂腺、毛发减少或功能减退,属生理性老化现象。

本病多发生在 50 岁以后的老年人,表现为皮肤菲薄、发皱,呈黄灰色。汗腺、皮脂腺萎缩,皮肤干燥,有细薄的鳞屑,表面光泽伴有瘙痒。皮下脂肪减少,结缔组织变性,弹力纤维碎裂而使皮肤松弛,失去弹性。皮肤的防御能力和愈合能力显著下降,对外界机械性、理化性损伤不易愈合。皮肤上可见毛细血管扩张及色素改变,出现雀斑状色素沉着或淡白色斑点。头发及肢体毫毛减色、脱落稀少。眉、颌、腮、鼻孔、耳道中毫毛变粗变硬。面部骨线条突出,皮肤松弛而致轮廓变形。皱纹变深,眼睑、颈褶松弛。唇朱红完全消失,颊唇连接处的皮肤悬挂下垂。面、手背、胸背处出现疣状角化班和老年性血管瘤。

治疗指南

本病无特殊治疗措施。

1. 合理营养,适当进食脂肪、蛋白质。

2. 加强体育活动,改善健康状态。

3. 避免过度风吹日晒,保持良好的乐观心态。

4. 进行皮肤按摩。

第八节 老年性紫癜

老年性紫癜是指由于老年人的皮肤和皮下组织内毛细血管脆性增加而发生的一种紫癜性损害。

本病易发生于受外伤的暴露部位,如手背、前臂、小腿,也可发生于前额、面部。极易发生在鼻背与眼镜等接触受压处。好发于中老年人,尤以 60 岁以上高龄组人群为多。女性多于男性。皮疹为暗红色瘀斑或瘀点,形态参差不齐,直径自数毫米至 1～5 厘米,大小不等。皮疹边界清楚,无炎症性反应,持续数周,紫癜清退后留下色素沉着。患者无明显自觉症状,压脉带试验呈阳性反应。

治疗指南

本病一般不需治疗。可适当服用维生素 C、维生素 E、B 族维生素,芦丁等。平时注意保护皮肤,避免外伤,纠正营养不良,治疗原发病。

第九节 带状疱疹

带状疱疹系由水痘-带状疱疹病毒引起。当机体抵抗力下降及在各种诱发刺激的作用下,可使隐形感染再活动,生长繁殖,引起相应神经分布后的水疱疹和神经痛。

本病好发中老年人。发病前多有诱因,引起抵抗力下降的因素,如感冒、劳累等。皮疹最好发于肋间神经及三叉神经分布区域,但也可发生于身体任何部位。皮疹特点:在红斑基础上出现簇集性水疱,呈绿豆大小,疱壁较厚,疱液清澈,多数簇集水疱常沿神经走向呈带状排列,水疱簇之间皮肤正常,发生于身体一侧,不超过正中线。自觉有明显的神经痛,年龄越大疼痛越明显。老年患者可留下顽固性神经痛。

一、治疗指南

1. 治疗原则

(1)本病可以自愈,且愈后不复发。

(2)缩短病程。

(3)缓解疼痛。

(4)预防各种并发症。

2. 治疗方法

(1)抗病毒治疗:阿昔洛韦每次 200 毫克,每日 5 次,连服 6～7 日;万乃洛韦每次 300 毫克,每日 2 次,连服 7 日。

(2)镇痛治疗:吲哚美辛每次 25 毫克,每日 3 次;或曲马朵每次 50 毫克,每日 2～3 次,口服。

(3)皮质类固醇激素:年龄大者,可用醋酸泼尼松,每日 30～40 毫克,分次口服,10 日内减量停药。

(4)物理疗法:可用紫外线照射,音频电疗、艾条围灸。

(5)外用药治疗:可用 1% 鱼石脂炉甘石洗剂、酞丁安搽剂等。

(6)其他:口服或肌内注射 B 族维生素,如维生素 B_1、维生素 B_{12} 等。

二、预防策略

1. 加强体育锻炼，增强体质，防止呼吸道感染。
2. 保持环境卫生，避免过度劳累。
3. 积极治疗其他疾病，早日康复。

第十节 药 物 疹

药物疹又称药物性皮炎，是药物通过口服、注射、使用栓剂或吸入等途径进入人体后，引起皮肤黏膜的炎症反应，严重者可累及机体的其他系统，甚至危及生命。常见致敏药物：抗生素类，如青霉素、链霉素、氨苄西林；磺胺类，如复方磺胺甲噁唑；解热镇痛类，如阿司匹林、氨基比林、非那西丁等；镇静类，如苯巴比妥、苯妥英钠等；血清制剂，如破伤风抗毒素、狂犬病疫苗等；中药类，如葛根、天花粉、丹参等。

本病有用药史，任何人都可能发生药物疹。有一定的潜伏期，一般为 4～25 日，平均 7～8 日发病。发病突然，除有固定性药疹外，大多于 1～6 日皮损遍及全身。皮疹形态多种多样，有固定性红斑、猩红热样红斑、麻疹样红斑、多形性红斑型、荨麻疹型、湿疹型、紫癜型、大疱型、表皮松解型及剥脱性皮炎型。重症药疹可累及各脏器，如心、肝、肾受损。皮肤试验及激发试验可呈阳性反应。

治疗指南

1. 治疗原则
(1)立即停用一切可疑致敏药物。
(2)加快排泄，多喝水，或服泻药和利尿药以保持大小便通畅。

(3)内服抗过敏药物。

(4)外用止痒药物。

2. 治疗方法

(1)内用治疗：抗组胺药、维生素 C、钙剂、硫代硫酸钠等。必要时可服皮质类固醇(如泼尼松)。

(2)外用治疗：常用保护、止痒、清洁干燥剂，如炉甘石洗剂、粉剂、湿敷等。

(3)重症药物疹治疗

①及早应用大剂量皮质类固醇激素静脉滴注，待病情好转逐渐减量。

②加强支持疗法，保持水、电解质平衡，补充热能和蛋白质，必要时输血或血浆。

③预防和治疗并发症，保护肝肾功能，防止交叉感染。

④局部保持干燥，或湿敷，保护眼，清洗结膜，清漱口腔。

(4)中医中药治疗：用化斑解毒汤等。